いまを知る、現代を考える　山川歴史講座

公衆衛生と感染症を歴史的に考える

永島 剛・井上周平・福士由紀
編

山川出版社

監修
吉澤誠一郎・池田嘉郎

目次

公衆衛生と感染症を歴史的に考える　座談会

永島　剛　井上周平　福士由紀
石井栄二　仮屋園巌

イラスト　山井教雄

公衆衛生と感染症を歴史的に考える

序章　公衆衛生と感染症を歴史的に考える

永島　剛

「衛生」という用語

本巻のテーマは「公衆衛生と感染症」です。ここでは、まず「衛生」という語について少し考えることから始めてみましょう。

衛生を書き下すと、「生《せい》ヲ衛《まも》ル」となります。もともとは中国の古典『荘子』（前四世紀頃の道家・荘子の著をまとめたものとされる）の庚桑楚篇《こうそうそへん》に出てくる言葉で、岩波文庫では「生命を安らかに守る」という訳になっています（『荘子　第三冊〔外篇・雑篇〕』金谷治訳注、岩波文庫、一九八二年、二〇一頁）。

この言葉を『荘子』から引用して普及させたのは、長与専斎《ながよせんさい》（第二章参照）でした。彼が起草の中心的役割を担った一八七四（明治七）年の「医制《いせい》」（医療制度や保健行政に関する法令）に「衛生局」という地方部局名が登場し、さらに翌年、内務省に設置された部局も「衛生局」と命名され、長与自身がその初代局長に就任

荘子

老子の思想を継承・発展させた。あるがままの状態に逆らわず（無為自然《むいしぜん》）すべての根源である「道《どう》」への合一を求めた。欲望をすてて自由に生きよという個人的な解脱を説く思想は道教や禅宗に大きな影響を与えた。

しました。長与自身の後年の回顧によれば、「健康」「保健」といった語では露骨すぎて面白くないので、原典の意味とは「較々異なれとも（多少異なるけれども）」、字面《じづら》や音の響きがよい「衛生」を、「健康保護」のための部局名に採用したということです（長与専斎『松香私志《しょうこうしし》』上巻、五五、六五頁。伴忠康『適塾と長与専斎――衛生学と松香私志』創元社、一九八七年に復刻）。

健康を守ることは、生命を守っていくことに通じるでしょう。しかし、なぜ長与が原典と多少意味が異なると考えたかといえば、彼が「衛生」という用語に、健康・生命を「政務的」に守る、という意味をこめたからではないかと思われます。つまり個人（やその家族）それぞれの私的な健康・生命を守る術《すべ》や知恵だけではなく、政《まつりごと》として、国や社会として、その地域に住む人々皆の健康・生命を皆で守っていく、ということを含意しようとしたということです。

そして、その「皆で／皆の」という側面を明確にする「公衆」という語が組み合わされて、「公衆衛生」という言い方が定着することになりました。

人生のなかで、いつ、どのような境遇下で何の病気になるのかは、基本的には人それぞれであるということで、健康をどう守るかは、私的な問題と考えられることもしばしばです。しかし、多くの人が同じタイミングで共通の健康上のリスクにさらされるとき、個人的な対応に加えて、社会的な対応の必要性への意識が高まることになります。人々を同時におそう健康リスクの代表的な存在が感染症流行です。

歴史の中のパンデミック

人類の誕生以来、病原体となる微生物との接触により、地球上の各地で感染症患者は発生していたと考えられます。ただ、野生動物や家畜などが媒介していたかもしれません。ただ、地域の境界をこえる人間や生物たちの移動・接近がまれであるうちは、その病気の流行は局地的にとどまるものだったでしょう。

都市などへの人口の密集や、商業や軍事活動など、境界をこえた移動・交流の頻繁化とともに、感染症のパンデミック（世界の諸地域にまたがる広域流行）化のリスクは高まりました。たとえば六〜八世紀にアフリカ北東部から東ローマ帝国に広がったとされるペスト（第一次ペスト・パンデミック）、八世紀に大陸から日本に伝播し平城京でも多くの死者を出した天然痘、そして十六世紀に大西洋をこえたヨーロッパ人やアフリカ人奴隷たちの到来とともに伝播し、アメリカ諸地域の先住民たちに壊滅的被害をもたらし

●第1次ペスト・パンデミック

6〜8世紀にアフリカ北東部から東ローマ帝国に広がったとされるペスト。

●第2次ペスト・パンデミック

1347年末以降〜1350年代初頭にヨーロッパで大流行したペスト（「黒死病」）。
その後も頻発し、西欧では18世紀前半まで、東欧や中東地域などでは19世紀前半まで流行がみられ、ここまでを第2次期とする説もある。

●第3次ペスト・パンデミック

1894年に香港で発覚し、20世紀前半にかけておもにアジアで広まったペストの大流行。

た天然痘・麻疹《ましん》など、各地で感染症の越境はくりかえされてきました。

そして歴史教科書にも重要項目として登場するのが、一三四七年末以降ヨーロッパで大流行したペストです。「黒死病」の異名でも知られています。この大流行の波は一三五〇年代初頭にいったん終息しましたが、その後もたびたび流行は起きました。西欧では十八世紀前半を最後に大流行はみられなくなりましたが、東欧や中東地域などでは十九世紀前半まで流行があったので、そこまでをペストの第二次パンデミック期とみる場合もあります。そして一八九四年に香港で発覚し、二十世紀前半にかけておもにアジアで広まった大流行が第三次ペスト・パンデミックです。

十九世紀には、コレラもたびたびパンデミック化し世界を動揺させました。もともとインド・ベンガル地方のエンデミック(局地的な流行病)だったコレラが世界的に広まったことには、イギリス東インド会社による植民地開発や、鉄道や蒸気船などによる物流・人流の迅速化・大量化が関係していたと考えられます。つまり、自然環境が人間社会に及ぼす脅威として感染症流行をとらえるだけではなく、人間社会の側の活動が感染症の消長にも関わっていたという視点もまた重要かと思います。

ひと口に感染症といっても、病原体や流行様態はそれぞれに異なり、ここで言及したもの以外にも、さまざまな感染症流行に人々は悩まされてきました。しかしその中でも、症状の激烈さ、病勢の急速さ、致死率の高さなどから、公衆衛生的な対応の歴史へのインパクトがとくに強かったと考えられる感染症が、ペストとコレラでした。この二つの病気の大流行は、本書でも焦点となっています。

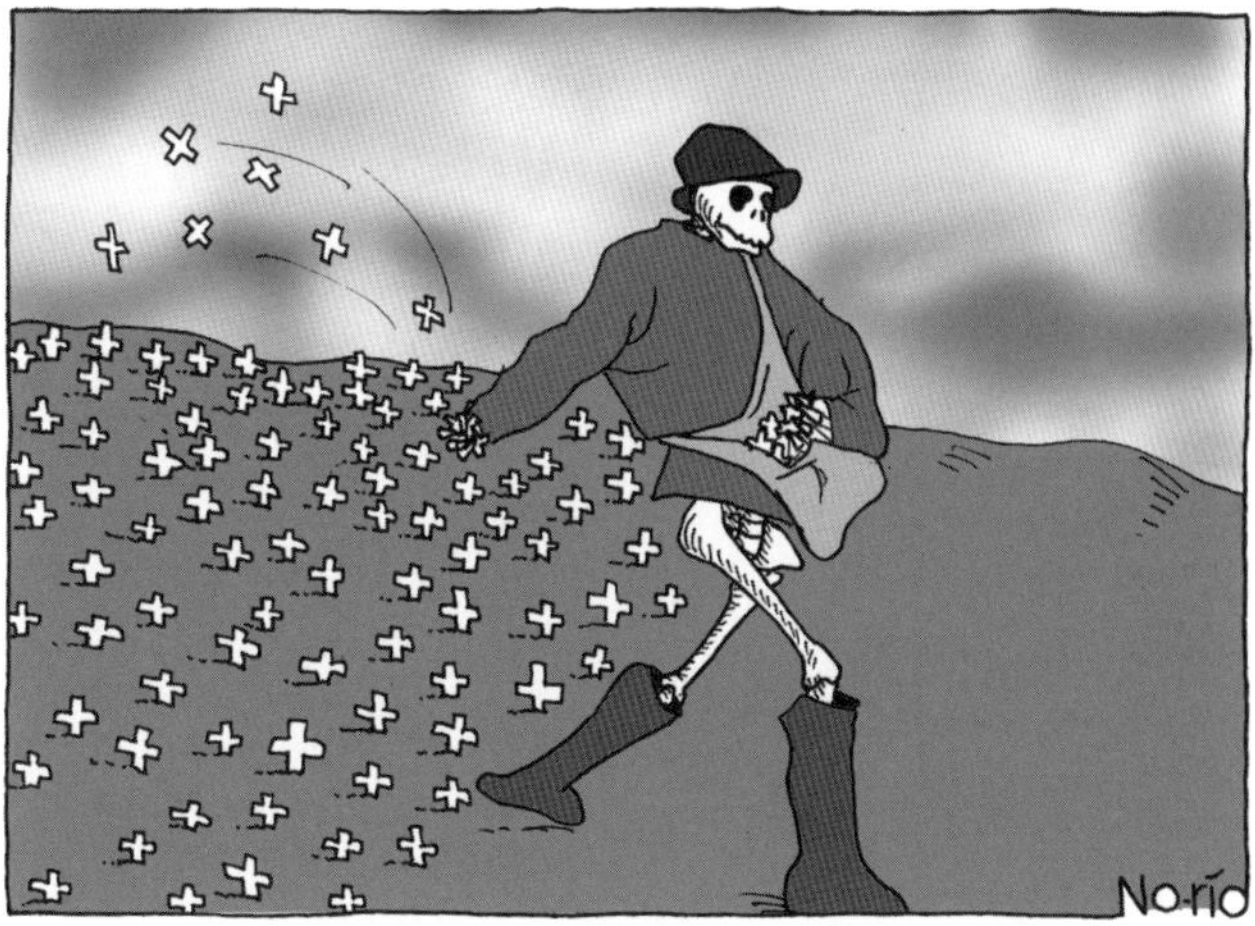

「感染症と公衆衛生」の歴史から考えたいこと

- 防疫対策は、患者や感染が疑われる人々への差別と結びつきやすく、それはその社会がもともと内包していた社会構造や差別感情と関係している。
- 国際社会、各国、そして各地域社会にいたるレベルそれぞれにおける人々の状況、考え方や力関係などの錯綜・葛藤・問題性を考える。
- これまでの経緯を知り、過去と現在とでは何が共通し何が異なるのか、すなわち何が変化し何が変化していないのかを思索する。

ヨーロッパとアジア

感染症と公衆衛生の歴史は、世界中の各地域でそれぞれに展開されてきたわけですが、本書では、執筆者の研究分野の都合から、とくに西ヨーロッパと東アジアに注目します。

検疫や患者隔離、あるいは清潔保全のための行政機関など、今日でもみられる防疫・衛生システムの多くは、ペストの第二次パンデミック期、流行がもっとも深刻だった地中海沿岸（イタリアや南フランスなど）の諸都市を皮切りに、ヨーロッパ各地に普及したものです。近世ヨーロッパの重商主義国家では、労働力としての人民の健康を守り国富の増進を図るという観点から、患者発生状況の把握、都市環境の阻害要因の取締まりや検疫の組織的な実施などを通じて衛生的な空間の保全をめざす政策思想も生まれました。

東アジアでは十九世紀後半以降、コレラ・パンデミックの脅威を契機に、ヨーロッパ流の衛生行政の導入が図られるようになりました。長与専斎の「衛生」も、実はÖffentliche Hygiene（独）やpublic health（英）といった概念を、日本にも導入するために考えられた用語だったのです。長与流の「衛生」という用語は、その後、中国でも使われるようになりました。

前近代の東アジアでも、疫病流行時には患者収容施設の設置や医薬の提供など、公的な救済策がみられました。しかしヨーロッパほど集団としての防疫を意識した衛生概念や行政制度は一般化していませんでした。中国大陸でどの程度ペストの被害があったのかについては不明なことも多いですが、日本ではペストの大流行はみられませんでした。ペスト大流行の発生状況の違いも、衛生行政の展開の違いに関係していたかもしれません。

理念上の公衆衛生は「皆で／皆の」健康・生命を守ることだと上述しましたが、もちろん実際には、感染症への国家や社会の対応にはさまざまな葛藤や問題点が付随します。たとえば、防疫対策は、患者や感染が疑われる人々への差別と結びつきやすく、それはその社会がもともと内包していた社会構造や差別感情と関係していることもしばしばでした。

感染症対策が「皆のため」を名目にしていたとしても、その社会における人々の境遇・立場はいろいろですし、病気に対する理解の仕方も一様ではなく、皆の利害や意見が完全に一致するわけではありません。感染症と公衆衛生の歴史を紐解くことは、たんに公衆衛生活動がいかに感染症流行を制御してきたかだけではなく、国際社会、各国、そして各地域社会にいたるレベルそれぞれにおける人々の状況、考え方や力関係などの錯綜・葛藤・問題性を考えることにもつながります。

過去と現在

二〇二〇年以来、新型コロナウイルス感染症のパンデミックに際し、現代のわれわれも、感染症流行がいかに甚大な影響を及ぼしうるかを実感しました。病原体はすぐに判明しましたが、対策をめぐっては、必ずしも何が正解か自明ではないさまざまな議論が巻き起こりました。

ペストやコレラ、コロナウイルス感染症はそれぞれに異なる病気であり、必要な対策もまったく同じというわけではありません。そして過去と現在とでは、医学・医療の状況も、社会の状況も異なるので、歴史の中に直接的な解答があるとは限りません。しかし、これまでの経緯を知り、過去と現在とでは何が共通し何が異なるのか、すなわち何が変化し何が変化していないのかを思索しながら歴史を参照することで、現在、そしてこれからを考えるための示唆を得ることはできるでしょう。

これまで歴史教科書などでの言及はそれほど多くなかったのですが、感染症や公衆衛生に関しての歴史研究者たちによる考察・議論には一定の蓄積があり、本書ではその一端をご紹介しています。もとより小著ですので、数ある論点のうち一部にふれることができるにすぎませんが、公衆衛生と感染症を歴史的に考える際の一助になればと願っています。

第一章

瘴気と都市

——ヨーロッパにおける疫病流行と公衆衛生の歴史

井上　周平

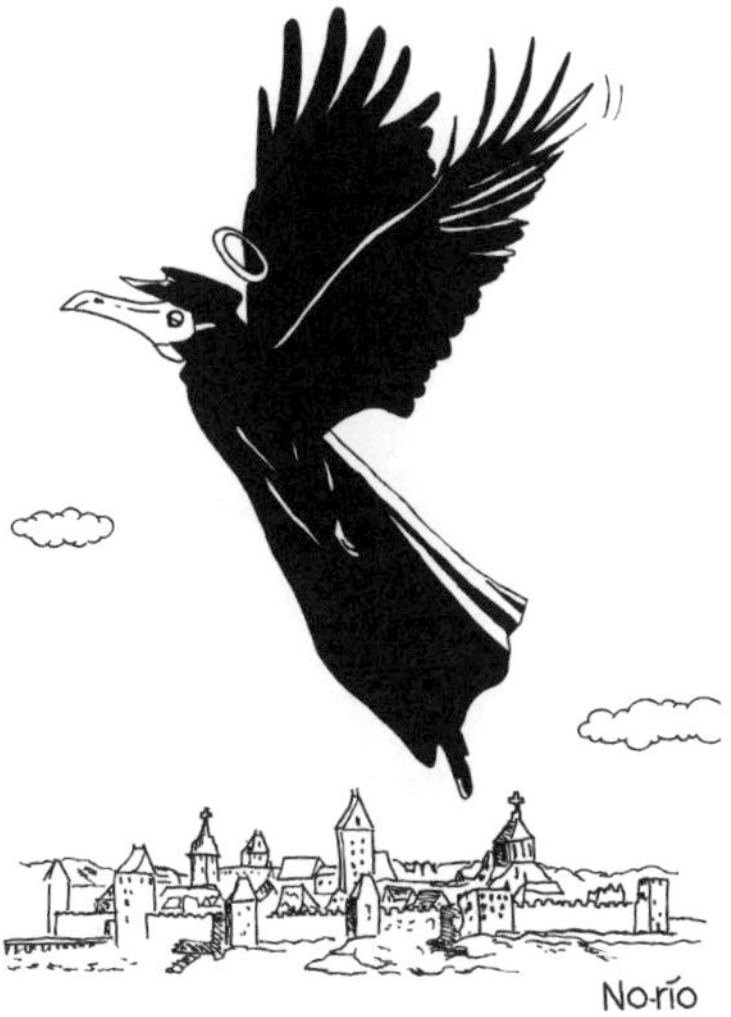

二〇二〇年初頭から拡大した新型コロナウイルス感染症の流行を受けて、過去の疫病流行や感染症のパンデミックに対する関心もまた高まりました。過去を振り返れば人間社会は大きな疫病流行を幾度も経験してきました。それは戦いの歴史であったかもしれないし、変化の歴史だったかもしれません。

新型コロナウイルス感染症の流行が始まって以来、ヨーロッパにおいても医学史の研究者を中心としてさまざまなコメントが発表されました。ドイツの医学史研究者たちは、疫病流行とは社会にとってのストレステストであると口をそろえていいます。ストレステストというのは一般にはITの分野でよく用いられる用語で、システムにわざと負荷をかけて弱い部分を見つけ出そうとするものです。つまりドイツの医学史研究者は疫病流行をたんに否定されるべきものだというのではなく、急激な負荷というものがその社会の歪みや脆弱性をあらわにし、その後の変化へとつながっていくきっかけになると考えているのです。

ところで、医学や疫病の歴史といった場合、いまでも、伝統的な

第1章のPoint

・19世紀後半に細菌学が展開する以前の時代、ヨーロッパで感染症はどのように考えられていたのかについて、中近世のペスト流行を中心に概観し、公衆衛生と感染症を歴史的に捉えるための一つのアプローチとする。

・疫病流行の原因は、長い間、瘴気・ミアズマ(悪い空気)であると誤って考えられてきた。しかし、人々が懸命に対処した痕跡は、都市の景観など、さまざまな形で残り、現代に影響をおよぼしている。誤りの時代を「関係のないもの」と切りすてず、歴史の連続性にも目を向けよう。

発見の年	細菌	発見者
1873	らい菌	ハンセン
1876	炭疽菌	コッホ
1882	結核菌	コッホ
1884	コレラ菌の分離培養	コッホ ※コレラ菌自体は1854年にパッチーニが発見
1894	ペスト菌	イェルサン

表1　19世紀後半の細菌学の隆盛

〔出典〕著者作成。

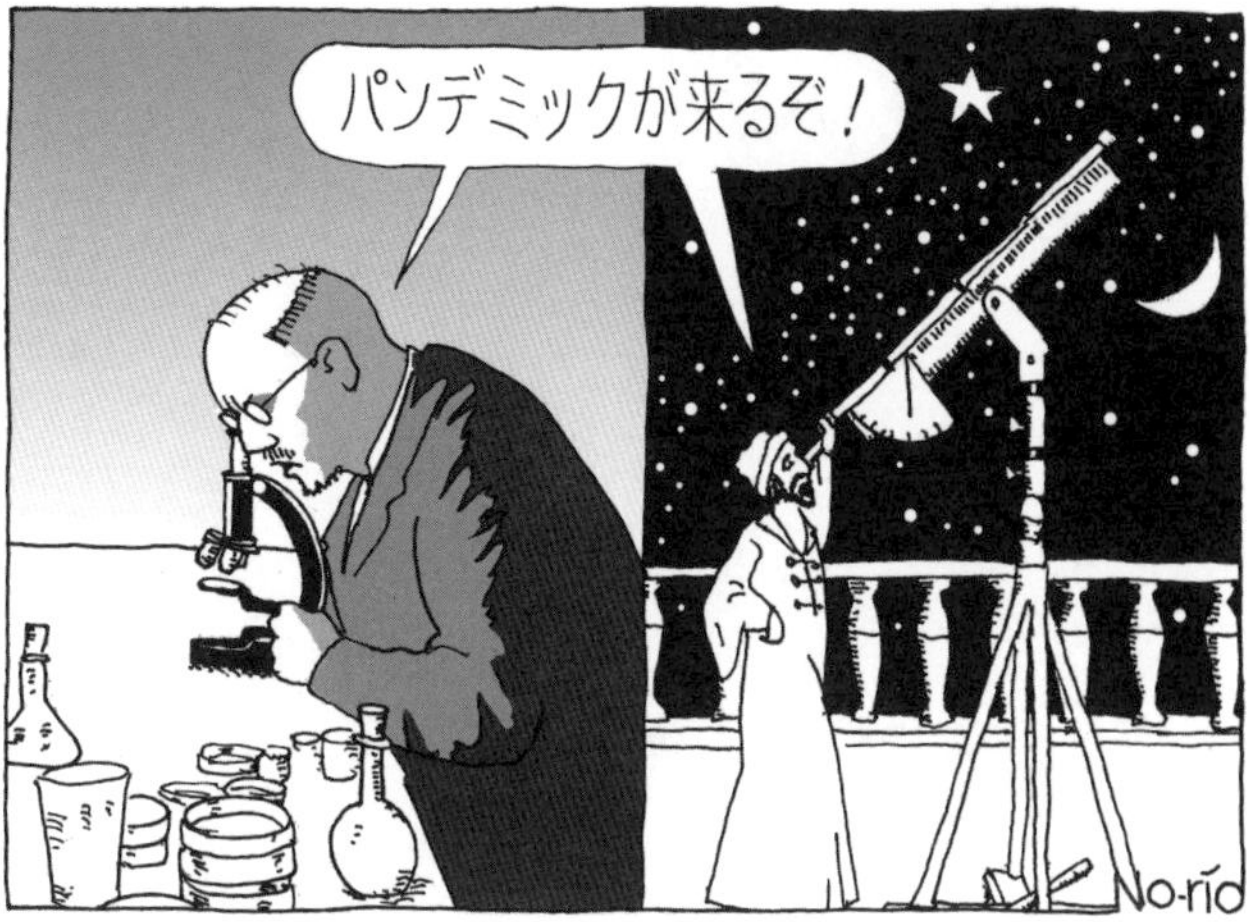

19世紀後半　14世紀半ば

語り口が念頭におかれることが多くみられるようです。それは、偉大な人物による偉大な発見の連続が医学の発展をもたらし、それによって人間の社会もよりよく発展してきたのだというストーリーで語られるものです。**表1**は、十九世紀後半にヨーロッパにおいて細菌学が急速な展開をみせ、さまざまな病気が細菌によって引き起こされるものであることが判明されていったことを示しています。

もちろんここで対象となっているのは細菌であって、より小さいウイルスについては二十世紀に入り、一九三〇年代になってからの研究の進展を待たなければなりません。しかしこの十九世紀後半に細菌が病原体であることが次々と同定されると、それに応じて病気の治療法や予防法もまた次々とうみだされていくことになりました。感染症と公衆衛生という観点からみれば、細菌学の隆盛によって病原体である細菌に対処することがこの時期から感染症対策の中心となっていきます。このことが、そうした病原体である細菌を発見した医学者の功績をたたえる歴史物語をうんできたわけでもあります。

しかしこのことは裏を返せば、この十九世紀後半になるまで人々は疫病の流行についていまの私たちとは違う理解をしていて、その原因を細菌以外のものに求めていたということでもあります。そしてその原因についての理解が異なれば、対策についての理解もまた異なってくるとも考えられます。そのことを前提とすると、私たちが疫病流行の歴史から何かを学び取るとして、それはどのようなものになるのでしょうか。この章では、公衆衛生と感染症を歴史的に考えるための一つのアプローチとして、近代以前のヨーロッパにおいて感染症の原因がどのように考えられてきたのか、そしてそれが感染症対策にどのように影響してきたのかをみていきたいと思います。

1　ヨーロッパ史の中の疫病流行と疫病史研究

疫病史の研究はどのようにおこなわれてきたのか

過去の疫病流行の中に現在に通じる何かを見出そうとする関心自体は十八世紀から存在するものです。しかし体系的で明確な目的意識をもって研究がおこなわれるようになったのは十九世紀からのことになります。十九世紀の前半、いわゆる歴史病理学と呼ばれる研究の潮流が現れました。これは歴史上の病気の症状や広まり方などを研究することで、医学の進歩に貢献しようとするものでした。代表的な人物としてはユストゥス・フリードリヒ・カール・ヘッカー、ハインリヒ・

ユストゥス・フリードリヒ・カール・ヘッカー（1795〜1850）

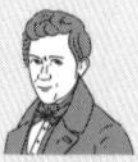

ドイツの医学史家。ベルリン大学の医学史講座の最初の教授となった。医学用語百科事典の編纂にたずさわったほか、歴史病理学の創設者として知られる。

ハインリヒ・ヘーザー（1811〜84）

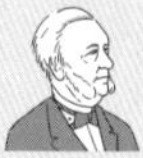

ドイツの医師、病理学者、医学史家。イェーナ、グライフスヴァルト、ブレスラウの各大学で病理学の教鞭を執る一方で、医学史に関する多くの著作をものした。

アウグスト・ヒルシュ（1817〜94）

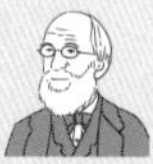

ドイツの医師、衛生学者、医学史家。貧困層向けの医師として活動しながら学術研究を行い、1863年にヘッカーの死後、空席のままだったベルリン大学の医学史講座の教授となった。1873年にペッテンコーファー（40頁参照）とともにドイツ・コレラ委員会を設立し、翌74年の国際コレラ会議にドイツ代表として出席した。

ヘーザー、アウグスト・ヒルシュなどがあげられます。彼らによれば病気の流行というものは人間自身のその都度の生理的・心理的な状態だけでなく、政治や社会の変化、大気や地学的な影響などのさまざまなファクターによって決定づけられているということになります。

この歴史病理学が登場してきたことには二つの背景をみることができます。一つは一八二九年頃から始まるコレラの第二次パンデミックがヨーロッパにも波及し始めたこと、もう一つは細菌学の発展以前の時代において、当時まだ疫病流行のメカニズムについて意見の対立があったことです。細菌学以前の理論では一方でコンタギオン説、他方でミアズマ説と呼ばれる学説がそれぞれ支持者をえていました。コンタギオン説は人の体の中に入って病気を生み出す「種」のようなものが人から人へと接触感染し、病気が拡大していくというもので、ミアズマ説は湿地や池や沼、汚物の堆積したところなどから毒を含んだ瘴気《しょうき》が発生し、人の体の中に腐敗をもたらすというものでした。いずれももとを辿れば古代ギリシアの医学理論にルーツがある考え方ですが、とりわけ瘴気によって特定の地域に病気が蔓延するというミアズマ説は中世から近代にかけて根強く支持されていました。

このような状況で歴史病理学は当初、病気の歴史的側面と地理的側面を総合的に考察することで、自然科学の一領域としての医学に貢献するものであると主張されました。たとえば医学史研究者にして衛生学者でもあったヒルシュが一八六〇年から六四年にかけて編纂した『歴史・地理病理学ハンドブック』では、歴史と地理の側面が疫病の病因や病原の解明に大きな意義をもつと主張されています。

接触感染を重視するコンタギオン説では病気の直接的な原因を明らかにすることはできても、なぜ特定の地域において特定の時期に病気が流行をみせるのかということは説明できないと考えられているのです。この主張は一八八〇年代、つまり細菌学が成果を挙げていた時期にハンドブックの第二版が刊行された際にも変わっていません。

こうした医学としての歴史研究は、しかしながら十九世紀後半、細菌学が次々と成果をあげ、あらゆる病気の原因を解明できるのではないかとさえ考えられていた時代においては、医学の側からはほとんどかえりみられませんでした。

現在の私たちは、パンデミックが起きた場合でもその病気の流行の度合いには違いがあることを知っていますので、人間社会の側のさまざまな条件が感染症の流行に影響していることは当然のことであるかのように思われます。実際、この十九世紀の歴史病理学のアプローチは、二十世紀になると見直されるようになりました。とはいえ現在の研究者は感染症の歴史的地理的な条件づけが、時代を超えて普遍的なものであるとは考えていません。歴史病理学が当初目指していたような普遍的な法則を見つけ出すというよりは、過去の事例を現在や将来を考える際の材料とするという位置づけになっています。

なぜ中世の黒死病は注目されるのか

いずれにしてもこのように過去の疫病の歴史に対する注目は、十九世紀に本格的に始まりました。その際、歴史上の疫病流行の中でもとくに注目されたのは、十四世紀のペストの大流行である黒死病です。十九世紀前半、すでに一八三二年にヘッカーが『十四世紀の黒死病』を書いているように、このペストの流行はコレラが流行する以前のヨーロッパにおいては、「規模と激しさにおいて他に類を見ないほどの人類にとっての衝撃」だったのです。ヘーザーも一八六五年に『医学と感染症の歴史』の第二巻として『感染症の歴史』を著した際、近代以前の重要な感染症として梅毒とならんでこのペストにとくにページを割いています。

ではなぜ十四世紀の黒死病が注目されるのでしょうか。もちろん十四世紀以前にヨーロッパに感染症の流行がなかったというわけではありません。たとえばすでに古代

トゥキディデス『歴史』

夏が始まるや否や、ペロポンネソス軍と同盟軍は、最初の場合と同様に三分の二の兵力でアッティカへ侵入した。〈…〉そして彼らがアッティカへ侵入してから多くの日も経ぬうちに、あの疫病がアテナイ人の間に初めて発生したのである。〈…〉これほどの疫病、これほどの人命の消滅が、発生したという記憶は、どこにも遺されていなかった。〈…〉伝聞によれば、この疫病は最初エジプトの彼方のエティオピアから始まって、そこからエジプトやリビアへも降り、更にペルシア王の領土の大部分へも達したのだという。それからアテナイ人のポリスへ突然に襲来したのだが、最初ペイライエウス[外港]の人々に取りついた〈…〉後、山手のポリス[首都]へも波及し、その頃には死者の数は遥かに多くなっていた。

[出典]トゥキュディデス(藤縄謙三訳)『歴史』1、京都大学学術出版会、2000年、191〜192頁

感染症の流行	時期	場所	状況
ペロポネソス戦争中の疫病	紀元前430年頃	アテナイ	トゥキディデスが『歴史』に記述。
アントニヌスの疫病	2世紀	ローマ帝国領内	ローマの医師ガレノスが記録。
キプリアヌスの疫病	3世紀		北アフリカ・カルタゴの司教、キプリアヌスが記録。
ユスティニアヌスの疫病	6世紀	地中海全域	ペストの第一次パンデミックとされる。

表2　14世紀以前の大規模な感染症流行例

ギリシアの時代にはトゥキディデスが紀元前五世紀のペロポネソス戦争の最中にアテナイで疫病が流行したことを『歴史』に記していますし、紀元後には二世紀にアントニヌスの疫病、三世紀にキプリアヌスの疫病、六世紀にはユスティニアヌスの疫病といった感染症流行があったことが知られています。

とくにこの最後にあげたユスティニアヌスの疫病は、黒死病と同じくペストのパンデミックであったとされ、六世紀半ばの東ローマ帝国の勢力圏拡大を背景に、地中海全域を席巻しました。世界史の中ではペストはこれまで三回のパンデミックを起こしているとされますが(五頁参照)、これが第一次パンデミックに位置づけられています。

この中で十四世紀の黒死病が注目されるのはなぜでしょうか。もちろんその流行の範囲の広さや被害の大きさ、また、中世の後期という時代にあって封建制社会の崩壊をもたらしたという意義づけによるところも大きいでしょう。しかしまた同時に、この黒死病の流行から始まる一連のペスト流行をきっかけとして、公衆衛生に対する意識と対策の芽生えのようなものがみられるようになったという点も重要でしょう。後でふれるように、ヨーロッパにおけるペスト流行は十四世紀の黒死病から始まり、十八世紀にいたるまで周期的にくりかえされるようになります。

そしてさらに加えて、この十四世紀以降の疫病流行については、それ以前の時代にくらべるとはるかに多くの記録が残されているという側面も忘れてはなりません。症状から人々の反応まで詳細な記述が複数残されることになったのです。それ以前の時代では、たとえばトゥールのグレゴリウスの『歴史十巻』の中には、「大いなる疫病(magna lues)」や「腺の疫病(inguinarius morbus)」、「赤痢の疫病(desentericus morbus)」といった病気がはやったことが何度か記録されていますが、同じ時期に同じような規模と頻度で疫病流行を記録している史料はほとんどありません。

トゥールのグレゴリウス

またこの年に、人びとの間に大いなる疫病が流行した。いろいろの病気、吹出物と腫物をともなった発疹が多くの人びとを死なせた。〈…〉さらにこの年、ナルボンヌ市で腺の疫病が激しく荒れ狂い、もし人がその病気にかかると、猶予もなく死ぬほどであったということをわれわれは聞いた。

[出典]トゥールのグレゴリウス(兼岩正夫・臺幸夫訳)『歴史十巻』II、東海大学出版会、1977年、41~43頁を一部改変

王たちが不和になり再び内乱を起こそうとしていた時、赤痢の疫病が殆ど全ガリアに広まった。さて、この病気にかかった人びとは、嘔吐を伴った高い熱と強い腎臓の痛みに苦しんだ。

[出典]トゥールのグレゴリウス(兼岩正夫・臺幸夫訳)『歴史十巻』I、東海大学出版会、1975年、441頁を一部改変

2　ヨーロッパのペスト流行と原因論

黒死病の原因はどのように考えられていたのか

　ではこの十四世紀の黒死病はどのようなものだったのでしょうか。**図1**はこの十四世紀半ばのペストのパンデミックの広まりを等時線で示したものになります。これが必ずしも唯一絶対の正解というわけではないのですが、東地中海からイタリア方面へともたらされ、そこからヨーロッパ内部の交易ルートを通じてヨーロッパ中に広まっていったということはおおよそこのようなものであったと考えられます。一三四七年から五〇年までという短期間にヨーロッパ中を席巻したということがいえます。

　この黒死病の流行によってどれくらいの被害が出たのか、死者の数などの捉え方については第三章をみていただくとして、ここでは当時の人々がこの疫病流行がなぜ起きたのか、その原因は何だと考えていたのかに注目してみたいと思います。

　十四世紀半ば、黒死病がヨーロッパをおそったとき、人々はそれをどのように捉えたのでしょうか。ここで簡単に紹介すると、神が人間の堕落に対してくだした罰であるという説、占星術的な天体の動きが地上にも影響したという説、そしてユダヤ教徒などのマイノリティによる陰謀だとする説などが出てきました。

史料1

さて、恵み深き神の子の受肉より数えて1348年目に至ったとき、イタリアのすべての都市に勝って麗しき都フィレンツェに、恐るべき悪疫、ペスティレンツィアが到来しました。それは天体の影響によるものか、それとも我々の悪行に怒った神が人々を罰すべく送り込まれたものか、数年前、東方諸国に始まり、無数の人命を奪ってある土地からほかの土地へと休むことなく進み、むごいことに西方にまで広まってきました。

〔出典〕大黒俊二訳、歴史学研究会編『世界史史料』5 岩波書店、2007年、270頁。

史料2

救いをもたらすキリストの受肉から1346年目、大惑星が宝瓶宮に合をなすのが見られた。しかしこの合は過去に何度も見られたことであり、この合がほかの出来事に及ぼす影響が今回のことの原因であったとは思われない。むしろこれは神の絶対的意志に基づく神の審判と思われる。

〔出典〕大黒俊二訳、『西洋中世史料集』東京大学出版会、2000年、331頁を一部改変。

まず神の罰であるという説ですが、当時の人々の反応を記した資料として有名なものでは、ボッカッチョの『デカメロン』の冒頭部分(**史料1**)がよく取り上げられます。その中でもその考え方が言及されています。

この『デカメロン』は創作文学ですが、同じ時期、やはりフィレンツェの街に暮らしていたマッテオ・ヴィッラーニという人物が記した『年代記』にも同じような考え方をみることができます(**史料2**)。ここでヴィッラーニは神の罰であるということを強調しています。

次に、疫病流行の原因を占星術的な天体の動きに求める姿勢は、どち

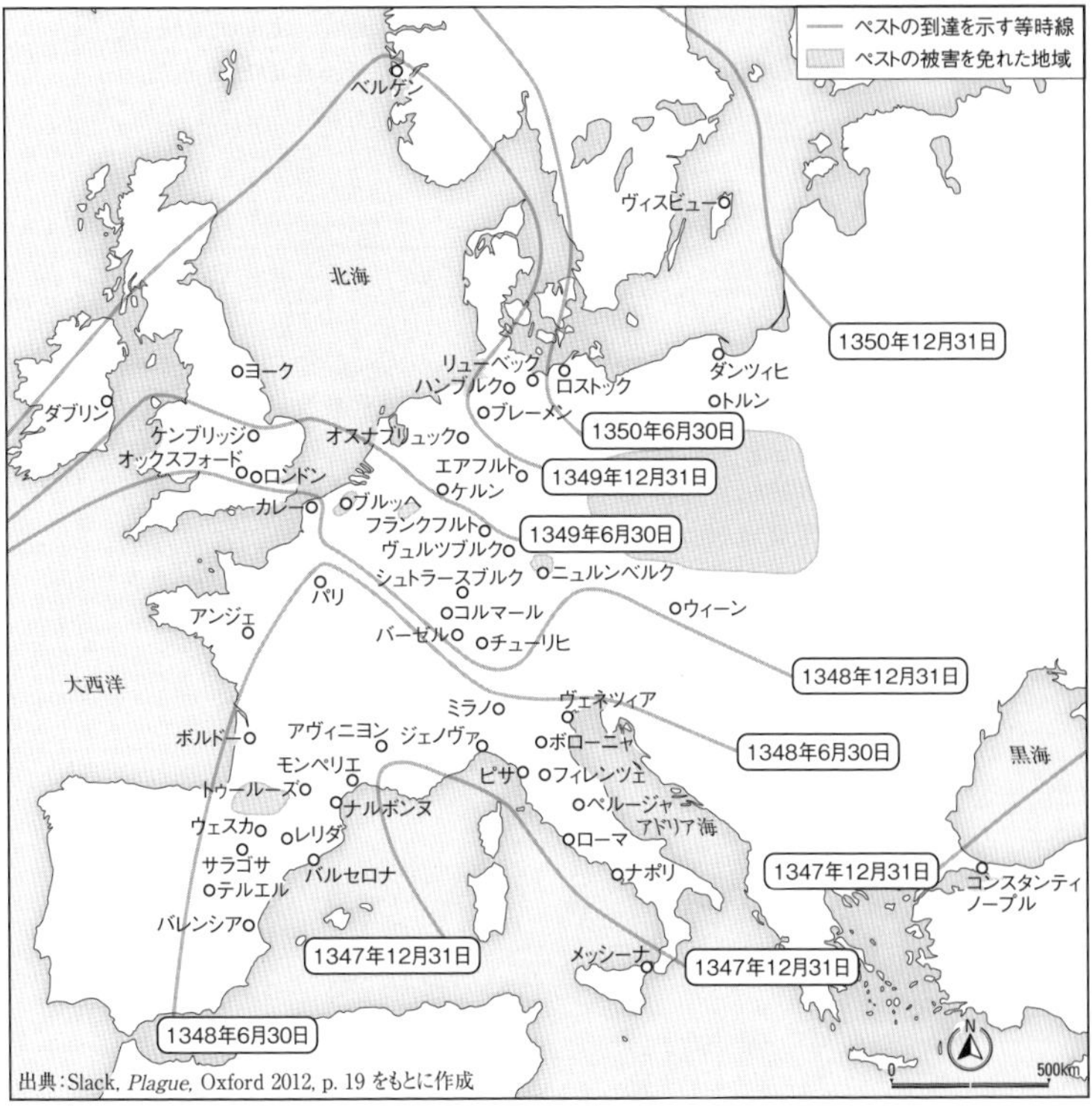

図1　ヨーロッパのペスト伝播

〔出典〕井上周平「14 世紀ヨーロッパのペスト流行」千葉敏之編『1348 年　気候不順と生存危機(歴史の転換期 5)』山川出版社、2023 年、69 頁。

史料3

1345年3月24日に土星、木星、火星の3つの大惑星が宝瓶宮で起こした合であり、その後すぐに東方で疫病が発生したのは、私が占星術についての小著で書いたとおりである。というのも大きな合というものは激しく恐ろしい結果を予告するものだからだ。

〔出典〕Haeser, *Lehrbuch der Geschichte der Medizin*, 1882, S. 175, 井上周平訳.

史料4

この大いなる死の原因については、多くの人々が口ごもった。幾つかのところでは人々はユダヤ教徒が世界に毒をまいたのだと信じ、そして彼らを殺した。別の場所ではそれを行ったのは貧民であり、人々は彼らを追放した。別のところではそれは貴族であった。そして貴族は世に出歩くことをためらった。最終的に番人が都市や村で見張り、もしよく知らないのであれば誰もそこに立ち入ることを許さないという事態にまで至った。

〔出典〕Haeser, *Lehrbuch der Geschichte der Medizin*, 1882, S. 175, 井上周平訳.

らかといえば知識人に支持されていたようです。ここでは、天体の「合《ごう》」という、黄道十二宮という十二星座に従った占星術的な区分のある特定の位置に、ある特定の惑星が複数かさなるとされる現象が重視されました。当時、アヴィニヨンにおかれていたローマ教皇庁で教皇の侍医をつとめていたギィ・ド・ショリアックは一三六四年に書いた『大外科術』の中で一三四九年にアヴィニヨンに到来したペストの流行を振り返り、**史料3**のように書いています。

その一方で、民衆は原因がよくわからないままに急激に被害が拡大していく状況において、その責任を自分たち以外の人々に押しつけるようになります。いわゆる少数派の人々、マイノリティをスケープゴートに仕立て上げるわけです。このことについてもギィ・ド・ショリアックは言及しています(**史料4**)。

ギィ・ド・ショリアック自身は知識人階層の一員として天体の合の影響を重視していましたので、こうしたある種の陰謀論を冷ややかな目でみているようですが、人々は宗教的マイノリティであるユダヤ教徒だけでなく、貧民や貴族、さらにはよそ者といった自分たちの共同体に属していない者に対して激しい恐怖と疑惑をいだいた様子は伝わってきます。とくにユダヤ教徒に対してはさまざまな理由から迫害や虐殺にまでいたることもありました。

ペストは中世だけの疫病なのか

さて、このときの大流行は一三四七年から五〇年までのおおよそ四年ほどで終息をむかえました。しかしペストはこの十四世紀の一度きりをもってヨーロッパから消え失せたわけではありません。その後も、規模は小さくなるものの十八世紀初頭にいたるまでおおよそ三七〇年もの間、ペストはくりかえし流行し、ときには大きな被害をもたらすことさえありました。これについて一般的にいわれているのは、中世後期から近世にかけて周期的にペストの小規模な流行があったということです。

表2に、十四世紀から十六世紀初頭までのドイツ語圏の都市におけるペスト流行の記録を抜粋しま

した。これを追っていくとおおよそ一〇年から三〇年ごとにくりかえしているという傾向を見て取ることができます。

アメリカの疫学の専門家であったエドワード・エッカートは「広域的風土病」という概念を援用して、この近世ヨーロッパにおけるペストの蔓延を説明しています。これはつまり、ある地方の大きな枠の中に複数の小さな地域が存在していると考えて、それらの小さな地域で順繰りに疫病がはやることで、広域的にみるとどこかで必ず小規模な疫病流行が起こっているという捉え方です。

このモデルでもおおよそ一〇年を一つのサイクルとしていますが、ある小地域の中心から周辺部へとペストが広まり、猛威のピークを過ぎると、今度はその周辺部から新しい流行の中心が生まれ、また猛威のピークへと被害を増大させていくと考えられています。

エッカートが示したモデルを**図2**の地図でみてみましょう。エッカートはおもに中央ヨーロッパの事例を使っていますので、ここではドイツ、スイス、オーストリア、ポーランド、フランスについて示したものになっています。矢印が流行の中心の移動を示していますが、まず一五六〇年代から一五七〇年代、そして一五八〇年代、一五九〇年代、そして一六〇〇年代と見ていくと、ドイツを中心とした中央ヨーロッパでは国境をまたいで流行の中心が移動しているのに対して、フランスではほぼ国内での流行の中心の移動になっていることがわかります。黒死病がイタリアから入ってきてヨーロッパ中を席巻したのに対して、その後にくりかえされたペストの流行はある程度大きい地域の内部でのサイクルであったといえるでしょう。いずれにしても、このようにペストは中世の黒死病以降もヨーロッパにおいてその流行の中心地を少しずつずらして移動させながら、ほとんど途切れることなく存在し続けていたのです。

このようにペストの流行がくりかえされると、黒死病の大流行のときにみられたような原因についての説明は説得力を失っていきます。黒死病のときに提出された原因の説明は、神の怒り、天体の合、ユダヤ教徒の陰謀といったものでした。このうち神の怒りについては、まだ人々の悔い改めがたりないということで引き続きもちだされることにはなりますが、ほかの二つ、つまり天体の合とユダヤ教徒の陰謀は何か一回だけしか起こらない出来事を説明することはできても、くりかえしの現象を説明するには弱いものになってしまいます。天体現象は短い期間にそう何度も起きないからこそ、そこに重大な意味があるかのように解釈されるのですし、ユダヤ教徒の陰謀についていえば黒死病の流行の際にユダヤ教徒は迫害され、虐殺され、さらにはその後、住んでいるところを追われることもあり、そもそもユダヤ教徒のコミュニティがもう存在しない街も多くなっていました。

そこでペストの原因としてより重要視されるようになっていくのが、いわゆる「大気の汚染」説です。これは現代的な大気汚染というものではなく、冒頭でふれたミアズマ説とかさなるものです。「ミアズマ」と呼ばれる瘴気、つまり有害な毒を含んだじめじめした空気が人の体の中に入ると体の中に腐敗をもたらして病気を引き起こすというものでした。もともと黒死病の際の占星術的な見解も

都市名	ニュルンベルク	アウクスブルク	マクデブルク	ブレーメン	ケルン
1350年代		1350、57	1350、57	1350	1350、56-58
60年代					
70年代	1377、79		1375	1375-77	
80年代		1380、81、89	1383	1381、83、88	
90年代					1396
1400年代	1407		1405		1400-02、09
10年代					
20年代	1427	1429	1428	1420、21、1429	1428
30年代	1437	1430、38		1438	1438-42
40年代					
50年代	1451		1450	1450	
60年代	1462	1462、63	1463	1464	1464
70年代	1474		1474		1472
80年代	1483		1483		1481
90年代					
1500年代	1505	1504、05		1505	1502、06
10年代	1519-21	1511、12	1516		1518

表3　ドイツ語圏の都市におけるペスト流行

〔出典〕佐久間弘展「ドイツ中世都市のペスト対策」『比較都市史研究』8(1989)、29頁に加筆修正。

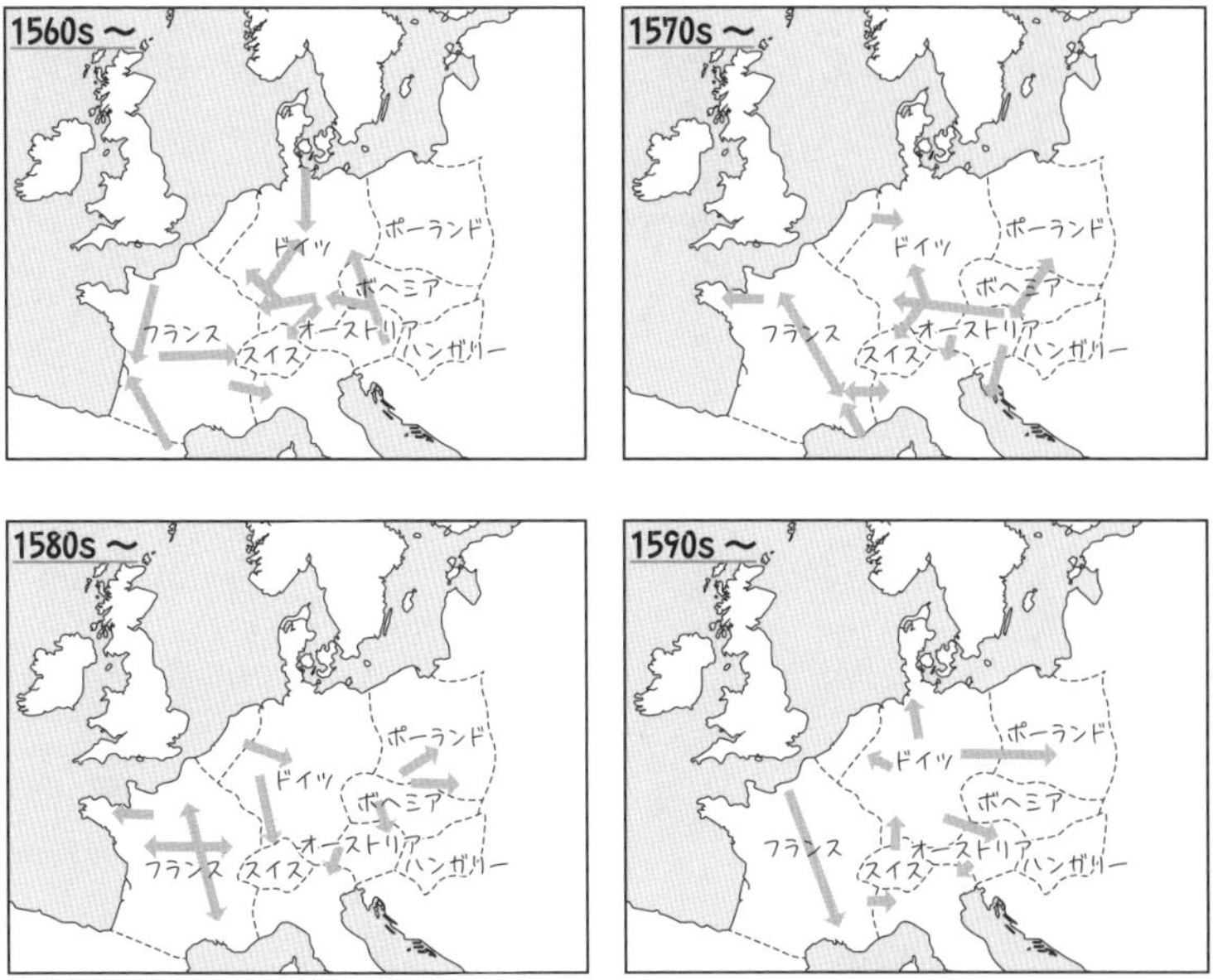

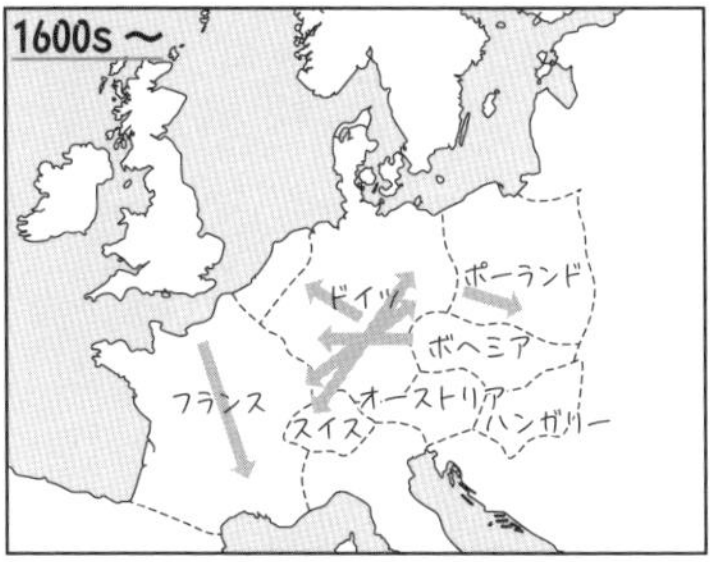

図2　エッカートによる近世のペスト流行

〔出典〕Edward Eckert, *The Structure of Plague*, Basel 1996 に基づき、白地図「ヨーロッパの白地図（井上恵介作）〈https://www.freemap.jp/item/europe/europe.html〉」を利用し、作成。

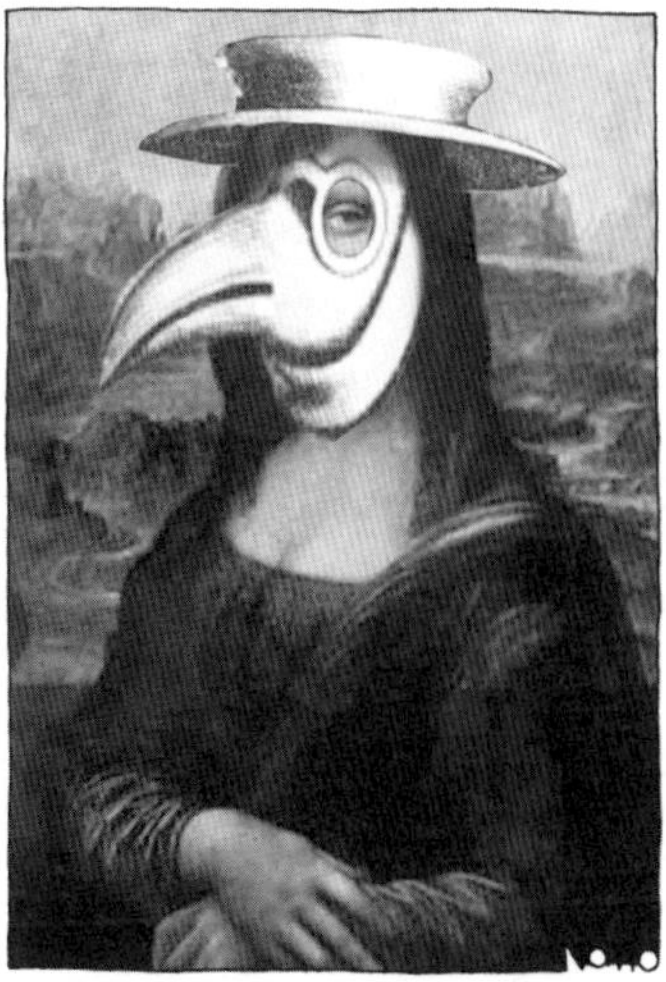

この考え方とリンクしていました。天体の合説には実際にそれが地上の出来事にどのような仕組みで影響を及ぼすかについて、いくつか異なった解釈がされていましたが、その一つが天体の合によって特定の惑星がかさなると世界を構成する元素のバランスが崩れ、空気を腐らせ、それがさらに人の体にも影響するというものだったのです。これが中世後期から近世になると汚れた空気を示す、よりわかりやすい指標として臭い、つまり悪臭が強調されるようになっていきます。

3 繰り返す疫病と公衆衛生

行政はどのような対応をしたのか

このように黒死病以降、ペストの流行がくりかえされるようになると大気の汚染、あるいは瘴気・ミアズマが重視されていくわけですが、具体的な公衆衛生対策のようなものはとられたのでしょうか。この点については実はすでに一三四八年、つまり黒死病が最初にヨーロッパをおそった際に、イタリア北部、フィレンツェの北西に位置するピストイアという街ではこのミアズマの象徴たる悪臭の発生を防ぐ条例を発布しています（**史料5**）。

全部で二三条からなるこの条例では、第四条で死体からの悪臭をさけるために墓穴を一定以上の深

史料5　ピストイアの条例（1348年）

・全23条
・墓穴を一定以上の深さに掘ること（4条）
・市壁内での皮なめしの禁止（22条）
・食肉の販売·保存方法の指定（13、15条）
・屠殺の時期の指定（16～19条）
・街への出入りの禁止（1条）
・葬儀の規模、会食の規制（6～12条）

第4条　……遺体から発する悪臭を避けるために、墓穴は……2ブラッチョ半〔約150～188センチメートル〕の深さまで掘るものとする。……
第22条　……悪臭と腐敗による害を避けるために今後ピストイアの市壁内において皮なめしをおこなってはならない。……

〔出典〕石坂尚武編訳『イタリアの黒死病関連史料集』刀水書房、2017年、146、153頁。

史料6　パリの王令（1539）

・街路に捨てられる汚物からの悪臭を問題視
・ゴミを街路に捨てることの禁止
・市内での屠殺の禁止

家畜の飼育の禁止この町及び城外地区は、昔から、かつ、現在もなお汚れており、泥、ふん便、廃棄物、その他の汚物に満ちているので大変な恐怖と大きな不快のもととなっている。この町や城外地区は、泥、ふん便、その他の汚物による汚染と悪臭で過去には重い病の被害を受け、大量死を経験し、身体を傷つけられていたのであった。

〔出典〕アルフレッド・フランクラン（高橋清德訳）『排出する都市パリ』悠書館、2007年、255頁。

史料7　ケルンのペスト条例（1597）

・ペスト流行地からの来訪者と、市内で飼育される家畜の汚物からの悪臭を問題視
・罹患の疑いのある者の追放
・家畜の飼育の禁止
・死亡者の家からの動産処分の禁止

多くの外部の者が病の流行地から来訪し、不健康な空気の中からこちらへ来ているだけに、より恐ろしいことである。そしてあらゆる街路は徘徊する豚でいっぱいになっており、健康な空気を汚し、悪臭を漂わせている。

〔出典〕Historisches Archiv der Stadt Köln, Edikte 1, 121a, 井上周平訳.

さまで掘るように指定したり、皮革産業、つまり動物の皮を加工する際には臭いがするため、第二二条で市壁内での皮なめしを禁止したりしてもいます。

また、肉の腐敗を防ぐために肉の販売や保存の方法、屠殺のタイミングなども規定しています。その一方で街への人の出入りや葬儀の規模を制限したり、葬儀の後の会食を禁止するなど、人と人との接触を規制する内容をも含んでいます。

このピストイアの条例は、都市当局がイニシアチブをとって対策を講じた最初期の例といえます。しかしヨーロッパ全体をみれば、公衆衛生対策として組織的な措置がすぐにとられるようになったわけではありません。ヨーロッパの北部では条例などで都市全体を対象として対策を講じるようになるのは、はやくても十五世紀以降のことで、大抵は十六世紀の事例が目立ちます。

幾つか事例をみてみましょう。十六世紀初頭、一五三九年にフランスのパリで出された王令では、序文で**史料6**のように述べられています。

ここではさまざまな汚物が街路に捨てられることによって悪臭が発生しており、そこから過去の疫病流行が生じたのだとされています。そして現在もその状況が変わらないために、また疫病がはやるのではないかと懸念されているというのです。そのためこの王令ではゴミを街路に捨てること、市内で動物を屠殺すること、また、家畜を飼育することも禁止して悪臭の発生を防ごうと規定しています。

十六世紀末、一五九七年にドイツ西部の街ケルンで出されたペスト条例でも、序文で「大気の汚染」を疫病の原因とみなしています(**史料7**)。

このようにペストが流行している場所から汚れた空気がもちこまれたり、家畜の排せつ物などが瘴気(ミアズマ)をうみだすとされています。そして対策としては罹患《りかん》の疑いのある人を街の空気を汚染する前に街の外へとつれだすことや、市内での家畜の飼育を禁止することなどが定められています。

またその一方でペストで死亡した人の家からは一定期間、物をもちだしたり売り買いしてはならないとも定めており、十四世紀のピストイアの条例と同じようにミアズマだけにすべてを還元するわけでもない側面が見受けられます。

人々はどのような対策をしたのか

さて、行政レベルではミアズマ説に基づいたこのような対応がなされていた一方で、人々の生活の中ではどのようなペスト対策がとられていたのでしょうか。一例として十七世紀のロンドンの市民だったサミュエル・ピープスの日記をとりあげてみましょう。このピープスは一六三三年に生まれ、一七〇三年になくなった人物で、一六六〇年、二十七歳のときから一六六九年までおよそ一〇年間、日記をつけていました。そしてちょうどその間の一六六五年にロンドンでは大きなペストの流行がありました。

ピープスは、もともとはロンドンの仕立て屋の息子として生まれましたが、奨学金をえてケンブリッジ大学で学んでいます。その後はロンドンで海軍提督の家の住み込みの執事のようなものとして貧乏暮らしをしていましたが、主人の海軍提督の出世に際して、それに引っ張られる形で海軍省書記官のポストに抜擢されることになりました。したがって官僚という身分でしたので社会的にはエリート層に属していたわけですが、もともとの出自からして裕福な家の出ではなかったので大金持ちというわけでもなかった。そういう人物の目からみた記録だということになります。

一六六五年の日記をみると、ピープスは四月三十日にはじめてロンドンの中心部であるシティでもペストの罹患者が出たことを記しています。そしてペストがせまりつつある中で、人々が話題にするのはその予防策についてでした。ピープスは五月二十四日の出来事として**史料8**のように書いています。

このようにあれやこれやの対策法が話題になっていたようですが、基本はやはり悪臭を防ぐことだったようです。ただし、十七世紀のロンドンではその方法に特徴的なところが見受けられます。六月七日、ペストのために赤い十字がつけられて閉鎖された家をみたピープスは**史料9**のように書いています。

史料9にあるようにピープスは「煙草」を使っています。十七世紀初頭にイギリスはアメリカ新大陸への初の入植をおこない、ヴァージニア植民地を建設していました。この植民地ではその後すぐにプランテーションでのタバコの大規模栽培がおこなわれていきます。つまりこの時期、イギリス本国

〈サミュエル・ピープスの日記〉

史料８

５月24日。コーヒーハウスへ。そこでは話は、この町ではペストがはやりだしたということ、その対策についてだ。ある人はああ言い、ある人はこう言っている。

〔出典〕臼田昭訳『サミュエル・ピープスの日記』6、国文社、1990年、146頁。

史料９

今日、全く気の進まぬことだったが、2、３軒の家の戸口に赤い十字の印がついていて、そこに『主よ、われらを憐れみたまえ』と書いてあるのを見た。自分の体、自分の匂いが気になりはじめたので、巻きタバコを買い、匂いを嗅いだり、噛んだりせずにはおれなかった——そうしたら不安も消えていった。

〔出典〕臼田昭訳『サミュエル・ピープスの日記』6、国文社、1990年、160頁。

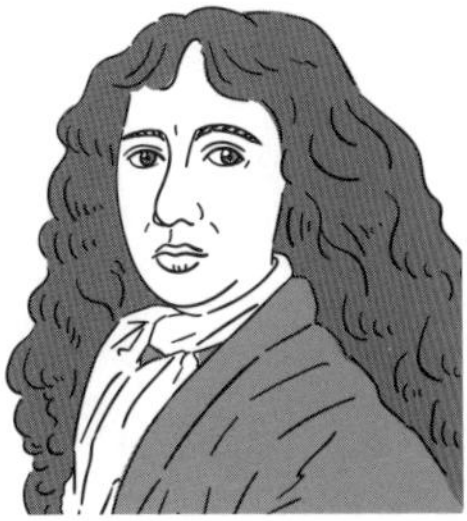

サミュエル・ピープス（1633〜1703）

ではタバコを容易に手に入れることができるようになっていたわけです。ペスト対策として悪臭を回避するという基本的な発想はそのまま、その具体的な手段としてはこうした情勢を背景として新しいものもまたとりいれられていったことがわかります。このタバコの利用には疫病流行の原因がミアズマ、つまり瘴気であり、それは悪臭によって象徴されるということ、そしてその瘴気が人の体内に入ることで体の中で腐敗が生じると考え続ける一方で、その対策としては新しいものをとりいれるという態度が端的に表れているといえます。

ペスト対策としてのタバコの利用は、その後、イギリスだけでなく、ヨーロッパ大陸側の諸国にもすぐに普及したようです。一例をみてみましょう。十七世紀半ば、一六五〇年にドイツ語圏で『タバコ論(タバコロギア)』という本が出されています(**図3**)。

これはタバコについての概要をまとめ、そのさまざまな用法、とりわけ医薬品としての効能を解説したものです。この本ではタバコはありとあらゆる種類の体の不調に効果があるとされています。たとえばさまざまな腫れ物、梅毒、体の各部や歯の痛み、せき、腹痛や便秘、めまい、目のかすみ、難聴などに効くとされ、シラミや南京虫、ネズミの駆除剤にもなり、馬のうんだ傷にも有効だとされています。そしてその効能書きの中にペストもあげられています。ただしここでは**史料10**のようなレシピになっていて、タバコの煙ではなく、葉の成分を服用することが重視されています。

四ウンツェンというのは、一ウンツェンが二八ミリリットルとして一一二ミリリットルです。体の

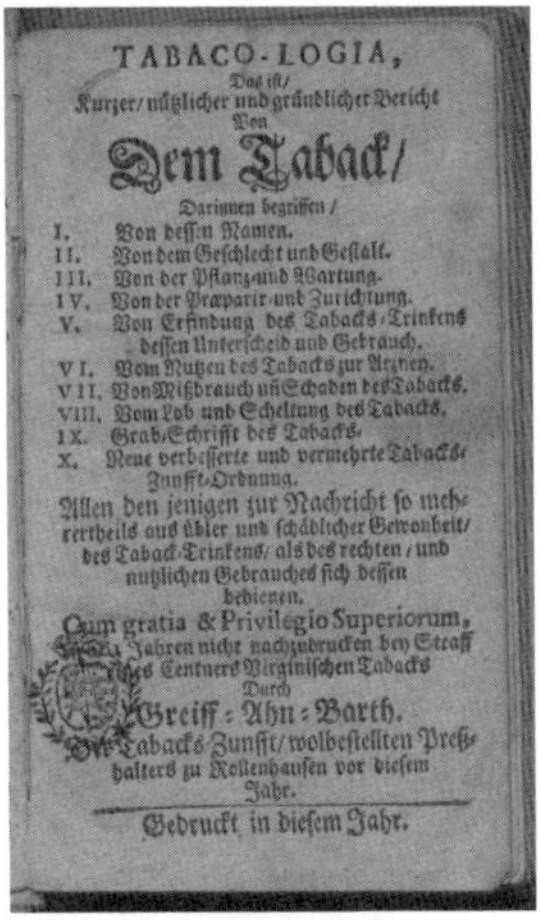
TABACO-LOGIA,
Das ist/
Kurzer/nützlicher und gründlicher Bericht
Von
Dem Taback/
Darinnen begriffen/
I. Von dessen Namen.
II. Von dem Geschlecht und Gestalt.
III. Von der Pflanz- und Wartung.
IV. Von der Præparir- und Zurichtung.
V. Von Erfindung des Tabacks-Trinkens dessen Unterscheid und Gebrauch.
VI. Vom Nutzen des Tabacks zur Arzney.
VII. Von Mißbrauch und Schaden des Tabacks.
VIII. Vom Lob und Scheltung des Tabacks.
IX. Grab-Schrifft des Tabacks.
X. Neue verbesserte und vermehrte Tabacks-Zunfft-Ordnung.
Allen den jenigen zur Nachricht so mehrertheils aus übler und schädlicher Gewonheit/ des Taback-Trinkens/ als des rechten/ und nutzlichen Gebrauches sich dessen bedienen.
Cum gratia & Privilegio Superiorum,
Jahren nicht nachzudrucken bey Straff
Centners Virginischen Tabacks
Durch
Greiff-Ahn-Barth.
Tabacks-Zunfft/ wolbestellten Preßhalters zu Rollenhausen vor diesem Jahr.
Gedruckt in diesem Jahr.

図 3 『タバコ論』表紙

〔出典〕SLUB Dresden, Digitale Sammlungen (CC-BY-SA 4.0).
〈https://digital.slub-dresden.de/werkansicht/dlf/147870/〉

史料 10

ペストに対して。タバコの葉をすりつぶす。ヘンルーダと一緒にワインで1時間煮る。そしてレモンの汁を加えて服用する。するとペストによく効く。4ウンツェン飲めば、9時間以内に〔からだの〕上下から毒を追い出すだろう。

〔出典〕Tabaco-Logia, 1650, S. 68, 井上周平訳.

中の毒を上下から追い出すということは、つまり吐剤と下剤としての効用が期待されているということです。ここでは予防法ではなく治療法としてのタバコの有用性が述べられていますので、煙によって悪臭をよけるということにはふれられていませんが、体の中に入った毒を追い出すという点で、その前提には瘴気であるミアズマが病気の原因であると考えられていたことがわかります。そして、このミアズマが感染症の流行を引き起こすという考え方は十九世紀になっても根強く支持されていきます。

4　近世以降の疫病流行と瘴気説

近代化は人々の疫病流行への態度を変えたのか

中世から近世においてヨーロッパを席巻したペストは、十八世紀になるとほとんど流行をみせなくなります。代わりに流行をみせるようになったのが天然痘や赤痢、そして何よりもコレラでした。インド東部ベンガル地方の風土病だったコレラは、十九世紀以降、七回のパンデミックを起こしています(**表3**)。当初、アジアの疫病としてヨーロッパでは重視されていなかったコレラですが、二回目のパンデミック以降、ヨーロッパでも大きな被害をもたらすようになりました。

第1次	1817〜24年(アジア〜中近東)
第2次	1829〜37年(〜ヨーロッパ、ロシア、北米)
第3次	1840〜60年
第4次	1863〜75年
第5次	1881〜96年
第6次	1899〜1923年
第7次	1961〜現在(インドネシア〜、1992年にO139型)

表3 コレラのパンデミック

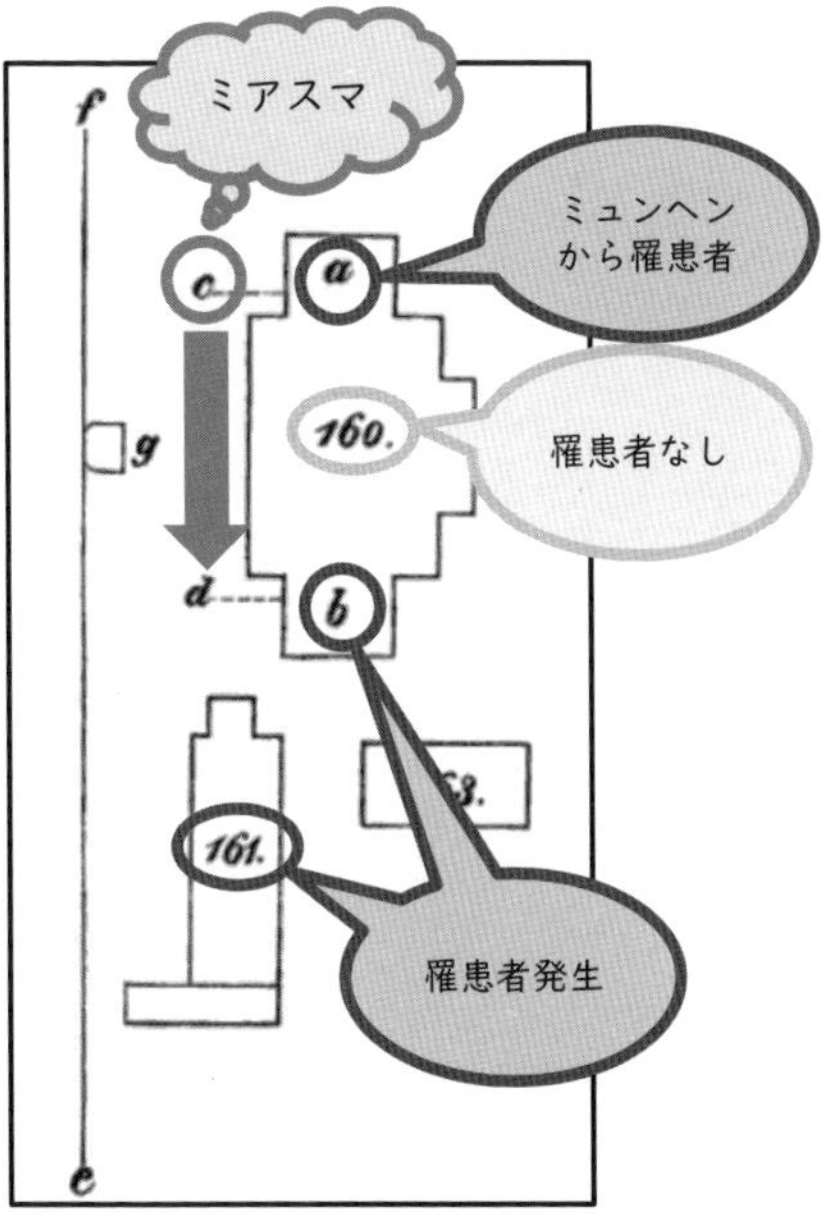

図4 レーゲンスブルクの陶器工房でのコレラ感染事例

〔出典〕Max von Pettenkofer, *Untersuchungen und Beobachtungen über die Verbreitungsart der Cholera*, München 1855, S. 197.

こうした近代の疫病流行において、瘴気(ミアズマ)説はどのような位置づけになったのでしょうか。結論からいえば瘴気説、ミアズマ説は根強く支持され続けることになります。

たとえば、ドイツの衛生学者マックス・フォン・ペッテンコーファーは、一八五五年に刊行した『コレラの感染拡大についての調査と観察』の中で、南ドイツのコレラ流行を調査し、そしてコレラの感染がミアズマによるものだと考えています。たとえば、レーゲンスブルクの陶器工房での感染の事例を**図4**のように示して、コレラに感染した人同士がほとんど接触しなかったにもかかわらず感染が拡大したことを考察しています。

それによると、**図4**の一六〇番は陶器工房の母屋、一六一番が三基の焼き窯がある建物で、それぞれに罹患者が出ました。発端は一六〇番のa棟にミュンヘンから新しい帳簿係がきたことですが、この帳簿係がコレラに感染していました。その後、一六〇番のb棟の作業員と一六一番の焼き窯担当員にそれぞれ罹患者が出たのですが、a棟にいた帳簿係とそのほかの罹患した作業員の間には日常的な接触はありま

マックス・フォン・ペッテンコーファー(1818～1901)

「衛生学の父」として知られるドイツの衛生学者。薬学と化学とを学んだ後、ミュンヘン大学の有機化学講座の教授となった。下水や暖房、換気の問題に取り組み、地下水や衣服の機能の調査を行うなかで、衛生学の基礎理論を打ち立てた。コレラとチフスに関する研究調査を続け、1879年にミュンヘン大学に衛生学研究所を創設した。

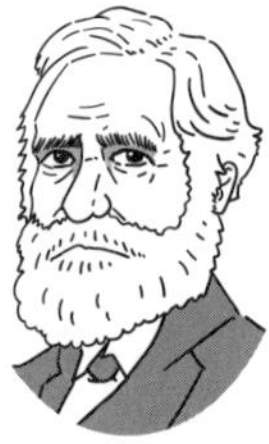

史料 11

私が確信するところでは、大砲の火薬の燃焼ほど悪い空気を打ち砕くものはありません。火薬の燃焼は大気を全体として希薄にし、その後、酸素で満たされるようにします。私がお勧めするのは一定量の火薬を動物の革か布の袋に詰め、……そしてこの袋を迫撃砲で打ち出して空中で爆発させるのです。……私がさらにお勧めするのは水に浸した火薬を小さく丸めておき、感染者の出た家で着火することです。そうすれば住人は皆燻蒸されるでしょう。私の見解ではそれはこれまで知られているどんなものよりも感染を防ぐのに有効です。

〔出典〕A letter sent to the Central Board of Health, during the first cholera outbreak from a surgeon in Devon, 17 February 1832, Catalogue ref: HO 44/25, 井上周平訳 .

せん。また、一六〇番のa棟とb棟の間にある母屋の従業員には感染者が出ませんでした。

ペッテンコーファーはここで**図4**のeからfの線がいわゆる街を囲む壁であること、また、cとdが排泄物処理用の穴になっており、かつ、適切な防水処理がされていないことの二点に注目します。彼の考えによれば、この工房一帯でコレラの感染拡大がみられたのは次のようなプロセスによるものだとされました。まずコレラに感染していた帳簿係の排泄物がcの排泄物処理用の穴の周囲の土壌を汚染し、ミアズマを発生させます。そしてここで発生したミアズマはさらに一六一番の建物のほうへと吸い寄せられることになります。というのも一六一番の建物には焼き窯が設置されていて、外部からつねに大量の空気をとりいれる構造になっているからです。また、cの穴の東西は工房の母屋と、そして街の壁によって空気の流れが妨げられていますので、cで発生したミアズマは周囲に霧散することなく、そのほとんどが一六一番の建物の方向へと流れることになったのでした。

このコレラがミアズマによって感染するという考え方は根強く支持され、その対策が提唱されるときにも前提とされました。イギリスの事例をみてみましょう(**史料11**)。一八三二年二月十七日にイギリスの中央保健委員会に、デヴォンに住む外科医が手紙を送っています。その中でこの外科医トマス・コーリーは火薬を使って空気を浄化することを提案しているのです。

このように近世ではタバコ、そして近代では火薬と、そのときどきによって新しいものが対策としてとりいれられてはいますが、その前提としてはやはり瘴気であるミアズマこそが感染症流行の原因であると考え続けられていたことがわかります。

瘴気説は公衆衛生対策にどのような影響を及ぼしたのか

疫病流行の原因を、瘴気(ミアズマ)によるものとする考え方はそれ以外の公衆衛生対策にも幅広く影響しました。一つは都市改造への影響があります。たとえば十九世紀前半、工業化の進展とともに市内の人口が急増し、衛生環境が悪化していたロンドンでは労働者の生活環境の改善が課題となっていました。この中で救貧法委員会のエドウィン・チャドウィックは労働者の居住環境の劣悪さを訴え、法制度や下水道の整備などを促進しました。彼が一八四二年に提出した報告書の中にはミアズマ説に依拠した記述がみられます(**史料12**)。

このほか街路の並木道や旧市街を囲む環状道路の形成にも影響を与えたと考えられています。たとえばロンドンではすでに十九世紀前半から都市の空気を浄化するのに公園と街路樹の必要性が訴えられていましたが、その後、一八八〇年代になると建築家ジョン・サミュエル・フェーンやスイス人の科学者シャルル・ソレらが著作や新聞への寄稿などで街路樹が土壌を浄化し、病気の発生を防ぐと主張し、その後の法整備につながったという指摘があります。

　オーストリアの首都ウィーンでも工業化にともなう人口増加と交通整備のために、十九世紀半ば、一八五〇年代に街を取り囲む市壁を取り壊して街路を整備する計画が進められましたが、その際、「空気の浄化」が論点の一つになりました。そもそも市壁自体が空気の流れを妨げ、瘴気がこもる原因とされていたことも取り壊しの理由の一つになっていたのですが、市壁の外に広がる「グラシ」と呼ばれる草地をも街路整備の対象とすべきかどうかということで議論が起きたわけです。このグラシをそのままにすべきとする人々からは、ここに草地が広がっていることで市内に入ってくる空気が「新しく新鮮な空気」になり、瘴気(ミアズマ)

エドウィン・チャドウィック(1800〜90)

　イギリスの法律家、社会改革者。公衆衛生行政の促進者で、工業化の進展における都市の生活環境の改善、下水道の整備などに尽力した。1842年『労働人口の衛生状態に関する報告』を提出。1848年、公衆衛生法制定。

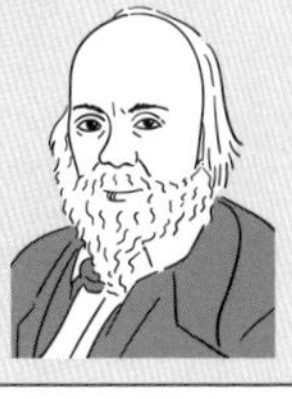

の侵入を防ぐのだと主張されています。

ウィーンの場合、最終的にこのグラシも整備の対象となりましたが、市壁の跡につくられた環状道路には公園設備が付随し、やはり空気の状態に配慮されたことがうかがえます。**図5**が市壁解体前、**図6**が市壁解体後のウィーンの平面図ですが、もともと市壁があった跡に環状道路(実線)ができ、おもな公園設備(破線)がその周囲に配置されているのがわかります。

これまでヨーロッパの十九世紀後半に細菌学が展開する以前の時代に、感染症はどのように考えられていたのかについて、中近世のペストを中心にみてきました。そこでは近代以前から瘴気・ミアズマを疫病の原因とみなす考え方が連綿と引き継がれてきたこと、その一方で対策としては人や動産の移動を禁止したりという、瘴気だけにすべてを還元するわけでもない、経験にもとづくような措置も組み合わされていたことがみられました。また、悪い空気対策としてもタバコや火薬など、その時代の新しいものを活用しようという事例もありました。

そして確かに細菌学の展開以降、瘴気(ミアズマ)説は過去の誤った学説としてしりぞけられていくわけですが、しかし都市の衛生環境や景観の整備の背景にも影響がみられるなど、現代にもその痕跡を残しているともいえます。

私たちは近代あるいは近代化を話題にするとき、それ以前の時代は近代以降とは関係のないものとして、あるいは克服されるべき暗黒時代として一様に切りすててしまうようなところがあるかもしれ

史料 12

あちこちによどんだ水たまりがあって腐った毒気を出し、土手道は壊れていて危険である。燃えたものの捨て場は汚物で詰まっており、……隅々まで排泄物の堆積が見られる。……このような毒気にさらされて成人の生命は破壊される。

〔出典〕平田雅博訳、『世界史史料』6、岩波書店、2007 年、318 頁。

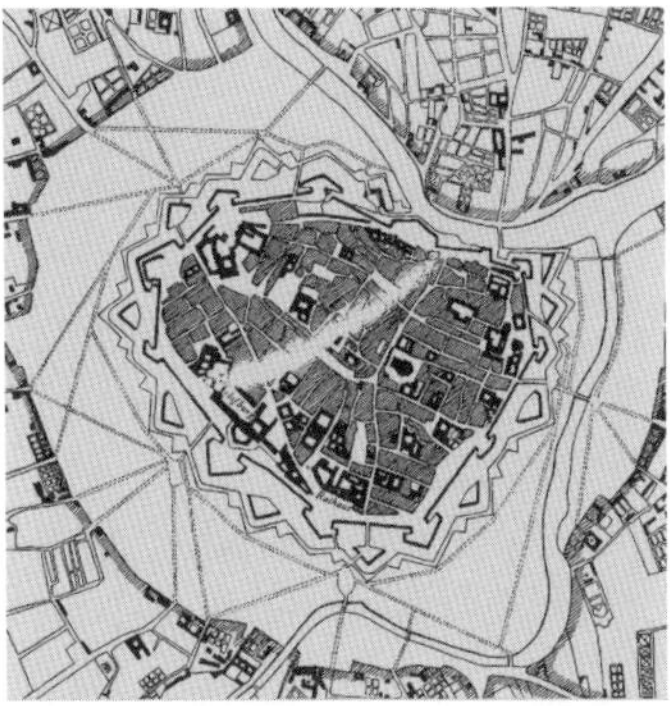

図 5　ウィーン（市壁取り壊し前）

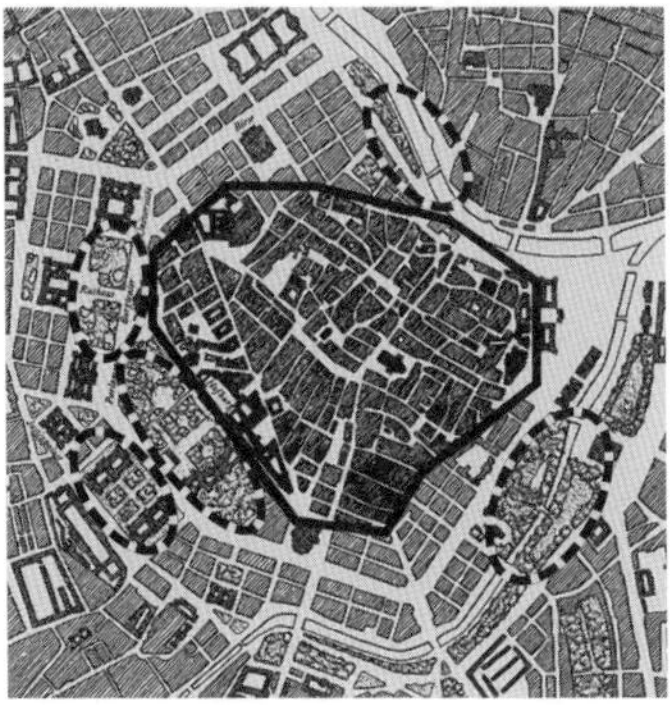

図 6　ウィーン（市壁取り壊し後）

〔出典〕Hildegard Schröteler-von Brandt, *Stadtbau- und Stadtplanungsgeschichte*, 2. Aufl., Wiesbaden, 2014, S. 125.

ません。しかしそうすることで私たちは近代あるいは近代化について、どのようなイメージを無意識のうちにいだくことになるのでしょうか。歴史の連続性に目を向けることで、そうした側面をも考えることができるかもしれません。

参考文献

石坂尚武編訳『イタリアの黒死病関連史料集』刀水書房、二〇一七年
井上周平「中・近世ヨーロッパのペスト流行――『ペストの医者』の装束にみる感染の理解」赤江雄一・高橋宣也編『感染る(生命の教養学十四)』慶應義塾大学出版会、二〇一九年
井上周平「ペストの流行」石田勇治編『ドイツ文化事典』丸善出版、二〇二〇年
井上周平「十四世紀ヨーロッパのペスト流行」千葉敏之編『一三四八年　気候不順と生存危機(歴史の転換期5)』山川出版社、二〇二三年
臼田昭『ピープス氏の秘められた日記』岩波新書、一九八二年
臼田昭訳『サミュエル・ピープスの日記』六、国文社、一九九〇年
蔵持不三也『ペストの文化誌』朝日選書、一九九五年
佐久間弘展「ドイツ中世都市のペスト対策」『比較都市史研究』八(一九八九年)
佐藤猛／佐々木千佳編『ペストの古今東西』秋田文化出版、二〇二二年
見市雅俊『ロンドン＝炎が生んだ世界都市』講談社選書メチエ、一九九九年

宮崎揚弘『災害都市トゥールーズ』岩波書店、二〇〇九年
宮崎揚弘『ペストの歴史』山川出版社、二〇一五年
村上陽一郎『ペスト大流行』岩波新書、一九八三年
ヨーロッパ中世史研究会編『西洋中世史料集』東京大学出版会、二〇〇〇年
歴史学研究会編『世界史史料』五、六、岩波書店、二〇〇七年
渡邉裕一「中世後期アウクスブルクにおける「大量死」――ペスト被害の通時的考察」甚野尚志編『疫病・終末・再生』知泉書館、二〇二一年
コステドア、キャロリーヌ／シニョリ、ミシェル（井上雅俊訳）『ペスト』白水社文庫クセジュ、二〇二一年
シュメルツァー、ヒルデ（進藤美智訳）『ウィーン　ペスト年代記』白水社、一九九七年
フランクラン、アルフレッド（高橋清徳訳）『排出する都市パリ』悠書館、二〇〇七年
ベルクドルト、クラウス（宮原啓子／渡邊芳子訳）『ヨーロッパの黒死病』国文社、一九九七年
チポラ、カルロ・M（日野秀逸訳）『ペストと都市国家』平凡社、一九八八年
トゥキディデス（藤縄謙三訳）『歴史』一、京都大学学術出版会、二〇〇〇年
トゥールのグレゴリウス（兼岩正夫／臺幸夫訳註）『歴史十巻（フランク史）』Ⅰ・Ⅱ、東海大学出版会、一九七五、七七年
Aberth, John, *The Black Death: The Great Mortality of 1348-1350*, New York, 2005.
Benedictow, Ole J., *The Black Death 1346-1353*, 2nd ed., Woodbridge, 2021.
Bergdolt, Klaus, *Die Pest: Geschichte des Schwarzen Todes*, München, 2006.

Eckert, Edward, *The Structure of Plague*, Basel 1996

Haeser, Heinrich, *Lehrbuch der Geschichte der Medicin und der epidemischen Krankheiten*, Bd. 3, 3. Aufl., Jena, 1882.

Hays, J. N., *Epidemics and Pandemics: Their Impacts on Human History*, Santa Barbara, California, 2005.

Heidel, Caris-Petra, *Seuchengeschichte*, Bundeszentrale für politische Bildung, 2020.10.12 〈https://www.bpb.de/themen/umwelt/bioethik/315550/seuchengeschichte/〉.

Schröteler-von Brandt, Hildegard, *Stadtbau- und Stadtplanungsgeschichte*, 2. Aufl., Wiesbaden, 2014

Slack, Paul, *Plague: A Very Short Introduction*, Oxford, 2012.

第二章

東アジアにおける感染症と公衆衛生の歴史

福士　由紀

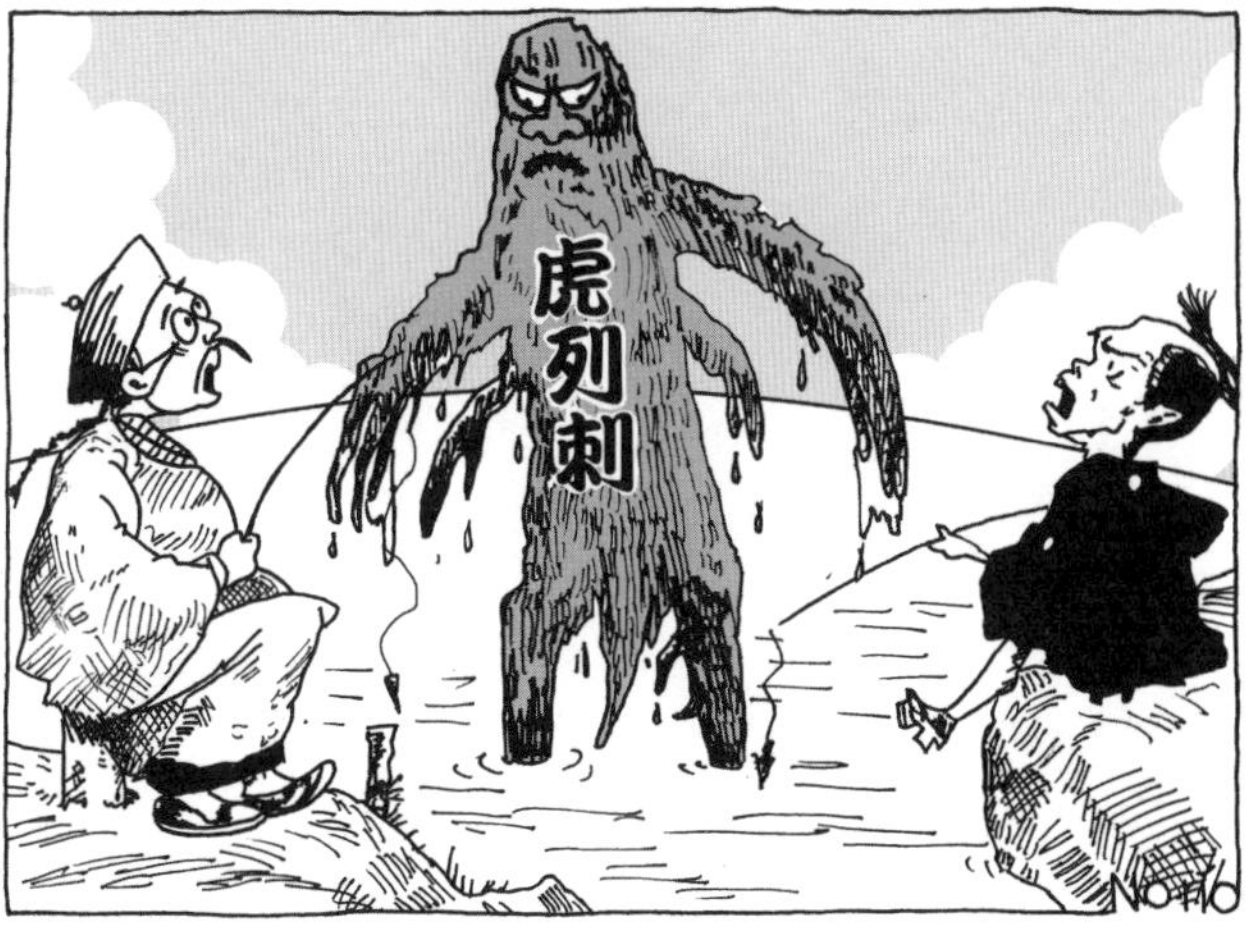

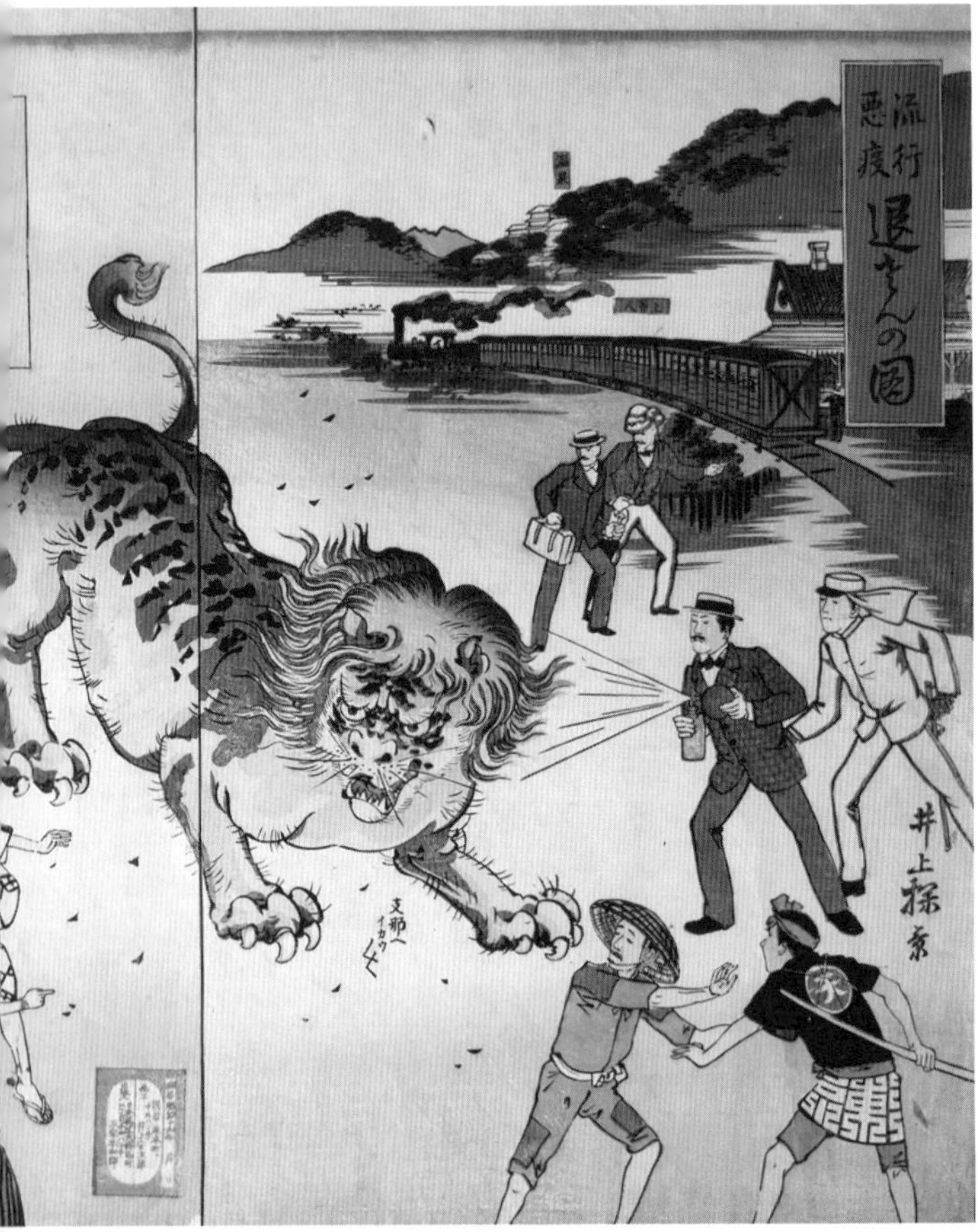

図1　流行悪疫退さんの図(井上探景、1880年)

〔出典〕宗田一『図説　日本医療文化史』思文閣出版、1993年、413頁。
〔提供〕博物館 明治村

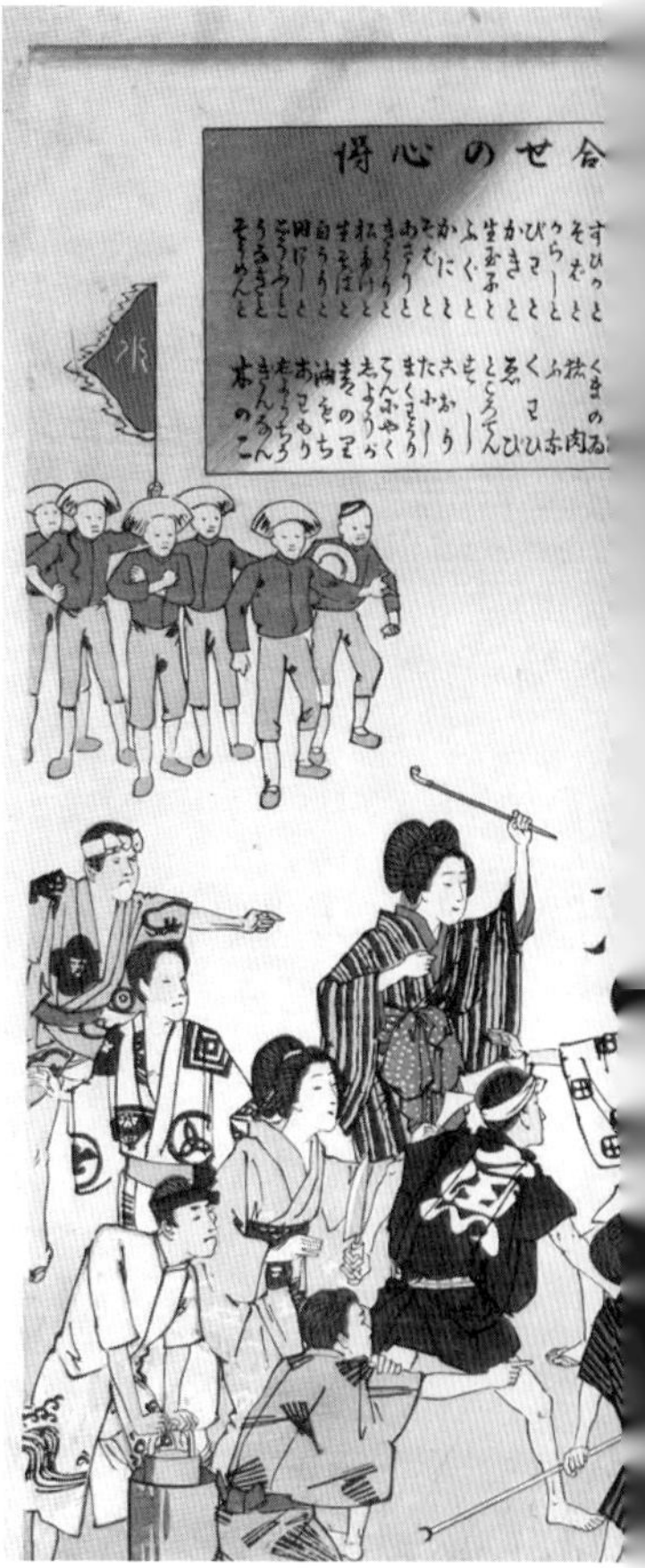

図1は、一八八〇年に井上探景《たんけい》という画家によって描かれた「流行悪疫退さんの図」という錦絵です。十九世紀後半、とくに一八七〇年代から九〇年代、日本はたびたびコレラの流行にみまわれていました。コレラの病原であるコレラ菌は、一八八三年にコッホにより同定されますが、病原や感染メカニズム、予防や治療などの対処法が明らかでなかった時代、人々は、原因のよくわからないおそろしい病気を、妖怪や鬼のような形態で表現しました。**図1**では、中央に描かれた虎のような妖怪がコレラを表しています。

この絵からは、さまざまなことを読みとることができるかと思いますが、まず気づくのは、着物やはっぴ姿の町人風の人々と、洋服を着た人々のコレラに対する反応の違いでしょうか。画面右下の笠をかぶった股引姿の男性は、おそれおののいています。左下に配置された町人風の人々は、キセルや銛《もり》のようなものを手にコレラを追い払おうとしているようですが、最前線にいる白い着物の裾をからげた男性が、「危ないぞ、離れろ」とでもいうかのように両手を広げていることから、やや劣勢なようにみえます。

一方、洋装の人々は、荷物を手に退避しようとしており、その後ろには近代的交通手段である鉄道がみえます。また、画面右側の洋装の男性と白い制服の男性はコレラに消毒水を吹きかけています。この消毒水は効いたのでしょう。コレラは嫌がって、顔をしかめているようにみえます。こうしたことから、この絵では、伝統と近代が対照的に、そして近代の伝統に対する優位が描かれているようにも感じます。

ところで、実は、このときコレラは、「支那へイカウ(支那へ行こう)」といっています。そして、コレラの背後、画面左上には、旗

第2章のPoint

- 感染症の発生・流行と、人間の活動(交流・交易、戦争、移民、開発など)との関わりを考える。
- 日本や中国が、近代国家への歩みの中で、ヨーロッパ由来の公衆衛生制度をどのように取り入れ、咀嚼し、確立していったか歴史を振り返る。
- 列強の植民地となったアジア地域において、近代医療や公衆衛生の導入が現地の人々の健康保護のためだけでなく、植民地統治の方便という政治的な面を合わせもっていたことを知ろう。

を掲げた清あるいは朝鮮の軍隊を表現したと思われる集団が描かれています。この集団がコレラを追ってきたのか、これからコレラがやってくるのを阻止しようとしているのかは、わかりません。全体の背景には海が描かれており、海を隔てた近隣諸国とコレラとの関係が意識されていることが感じられます。

さまざまな人間活動により感染症の伝播がうながされ、地域や国境を越えて感染症が広まることは、歴史上、多々ありました。本章では、東アジアを中心に、感染症と人間活動との関係、および感染症をめぐる国家間の関係に留意しつつ、さまざまな歴史的条件の下で、人々がいかに感染症と向き合ってきたのかを考えてみたいと思います。

1　前近代東アジアにおける疫病

八世紀日本の疫病の流行

古代日本の政治や社会に大きな影響を与えた事件として、七三五(天平七)年、七三七(天平九)年における疫病の流行はよく知られています。とくに七三七年の疫病は、貴族の間でも広まり、当時、政治の中枢を担っていた藤原氏の四兄弟が死去し、朝廷の機能不全が起こるなど、甚大な影響をもたらしたといわれています。奈良時代の歴史書の『続日本紀《しょくにほんぎ》』には、この両年の疫病の流行に関して、左頁のような記述があります(**資料1**)。

こうした史料に表れる疫病が、現代でいうどの疾病かを同定することは、なかなか難しいことです。上記の史料に表れる「豌豆瘡《えんどうそう》」「裳瘡《もかさ》」「疫瘡《えきそう》」は、限られた史料にみられる伝播の特徴や、患者の症状などから、現代でいう天然痘だとみるのが通説とされていますが、七三七年の疫病に関しては、麻疹や、麻疹と天然痘との混合流行とみる研究者もいます。

天然痘は、天然痘ウイルスによる感染症です。天然痘ウイルスは、感染力が強く、吸入や接触などにより伝播し、急激な発熱・頭痛・発疹などの症状を引き起こします。患者を死にいたらしめることもしばしばあり、治癒したとしても顔や身体に痘痕が残ることがあったため、人々にとてもおそれられていました。天然痘は、紀元前から各地で流行をくりかえしましたが、二十世紀後半、WHO(世界保健機関)による根絶計画の実施により根絶されました。天然痘は、現在のところ人類が根絶に成功した唯一の感染症です。

天然痘がいつ頃はじめて日本に入ってきたのかについては、定かではありません。しかし、さまざまな可能性は指摘されています。仏教が伝来した六世紀

『続日本紀』

8〜10世紀初めにかけて勅撰された六国史《りっこくし》の一つで、漢文、編年体を共通の体裁とする。『続日本紀』は797年に成立。『日本書紀』のあとを受けて、文武天皇元年から桓武天皇の延暦10年(697〜791)までを記述する。

資料1

この歳年頗る稔《みの》らず。夏より冬に至るまで、天下、豌豆瘡(俗に裳瘡と曰う)を患いて夭死する者多し。

(『続日本紀』天平七年是歳条)

この年はたいそう稔りが悪かった。夏から秋に至るまで、天下で豌豆瘡(俗に裳瘡という)にかかって若くして死ぬ者が多かった。

是の年春、疫瘡大きに発《おこ》る。初め筑紫より来たれり。夏を経て秋に渉りて、公卿以下、天下の百姓、相継いで没死するを、勝《あ》げて計《かぞ》うべからず。近き代以来、未だこれ有らざる也。

(『続日本紀』天平九年是歳条)

この年の春、疫瘡が大いに流行した。はじめは筑紫から来た。夏から秋を通して、公卿以下、天下の百姓が相継いで死んだのを、全て数えることはできない。近い代以来なかったことだ。

頃に大陸から日本にもたらされたとする説や、八世紀初め、中国大陸や新羅で流行していたものが日本へ伝播した可能性を指摘する説などがあり、近隣諸国との往来が、日本における疫病の流行と関係していたことが推測されています。

古代日本の疫病と東アジア

七三五(天平七)年の疫病は、当時の外交の窓口だった大宰府のおかれた九州から広まったとされます。この年の八月、大宰府一帯で疫病による被害者が多いので救済したい、との聖武天皇の詔が出されました。また同月の大宰府からの報告でも、疫瘡が流行して人々が病臥していることが伝えられていました。

人々が病にかかった際、まずは個々人による疾病治癒の祈祷や医薬による治療といった対応がとられますが、疫病のように流行が広範囲に及び、被害が大きくなると、朝廷も対応にのりだしました。朝廷による疫病への対処として、神仏への祈祷や困窮者や病人への医薬・食糧の支給、道饗祭《みちあえのまつり》と呼ばれる祭祀などがおこなわれました。道饗祭とは、国境などの境界で疫神に供物を捧げて饗応することによって、疫神の進入防止を祈願する祭祀のことです。このときは、長門国《ながとのくに》(現在の山口県西部)から平城京へと続く山陽道の国々の境でおこなわれたとされています。しかし、こうして、京を疫病から守ろうとしたものの、この年の九月には疫病は平城京にも広まってしまいました。

翌七三六(天平八)年には、疫病の流行を示す明確な記録はみられないようですが、七三七(天平九)年に、ふたたび疫病の大流行が起こりました。

この年の正月二十六日、新羅に派遣されていた使節団が帰国しました。しかし、使節団のリーダーである大使の安倍継麻呂《あべのつぐまろ》は帰国途中の対馬で病死し、副使の大伴三中《おおとものみなか》も病にかかり、回復するまで平城京へ入ることはできませんでした。大伴三中らは三月末に、京に入り帰還の報告をおこないましたが、この翌月の四月、京で疫病の流行が起こりました。同じ四月には、おそらく京に先んじて疫病が広まり、すでに多くの死者が出ていた大宰府管内での、祈祷や貧しい病人への医薬の支給などが指示されていました。以上の経緯から、新羅への使節団が新羅で感染し、日本へ疫病をもちこんだとする見方があります。またその一方で、この使節団の中には、新羅へ向かう往路において「鬼病」で死亡した者がおり、日本ですでに疫病に感染していた可能性を指摘する説もあります。

七三五(天平七)年と七三七(天平九)年の疫病が、どのような経路をたどって広まったのかについては、不明な点も多くありますが、両年とも当時の諸外国との窓口であった九州における流行に端を発しており、諸外国との往来の中で疫病がもたらされた可能性が指摘されています。他方で、古代日本においては、こうした大宰府を起点に疫病が広まることはまれで、むしろ道饗祭にみられたようにもっとも病の侵入を防がなくてはならないとされた京から各地へと疫病が伝播するというパターンが主流だったことを指摘する研究もあります。

人口が稠密《ちゅうみつ》な中心部の共同体では、人々の疾病への接触機会は多く、その結果、人々はさまざまな疾病に対する免疫を獲得します。一方、周縁部の共同体では、人々の疾病への接触機会は相対的に少なく、中心部の人々が有している免疫を、周縁部の人々が有していない場合も生じます。こうした共同体によって異なる免疫状況が、支配―従属、搾取―被搾取といった共同体間の関係に影響を与えることもあります。ウィリアム・H・マクニールは、こうした病原体と人類との関係（ミクロ寄生）と、人類の共同体間の相互関係（マクロ寄生）との両者が織りなすパターンを文明史として描きだしました。上述した京から周辺地域への疫病伝播パターンという議論も、こうしたマクニール・モデルを参考に指摘されたものです。

やや話は脱線しますが、同じくマクニール・モデルを参考に、近世における北海道アイヌの間での疫病の流行と、アイヌ社会と和人《わじん》社会との関係の歴史を説明した議論もあります。アイヌは元来、比較的小規模な共同体で狩猟・漁撈《ぎょろう》・植物採取により暮らしていました。本州の和人や、サハリンなどとの交易をおこなう集落もありましたが、その規模は大きなものではありませんでした。十七世紀以降、松前藩による蝦夷《えぞ》地交易にともない、各地に交易場（商場）やニシン漁場などが設けられ、和人との交流が進む中で、天然痘や梅毒といった感染症がアイヌ社会にもたらされ

ウィリアム・H・マクニール（1917〜2016）

カナダの歴史家。シカゴ大学歴史学名誉教授。世界の文明の相互の影響、とくに西洋文明が他文明にもたらした影響の観点から世界史を描いた。

るようになりました。天然痘は、近世期の本州ではすでに各地に定着し、周期的に流行をくりかえす中で、流行を経験したことのない子どもがもっぱらかかる疾病となっていました。これに対し、これまで天然痘の流行を経験したことのない人が多いアイヌ社会では、大人であっても感染し、死者もまた多く出たといいます。文字の文化をもたないアイヌ社会にとって、疫病による長老や有力者の死は、共同体の「知識の貯蔵庫」の喪失を意味しました。また、梅毒などヒトの再生産能力に影響をあたえる疾病の流行は、人口の減少をもたらす一因ともなり、アイヌ社会の活力の低下につながるものだったとの指摘がされています。

さて、話を古代日本にもどしましょう。諸外国との往来は、ある種の疫病をもたらすこともありましたが、一方で、疾病やその対処に関する知識や技術をもたらすものでもありました。古代日本では、当初、百済からの帰化渡来人が医学や医療の領域で重要な役割を担っていましたが、五〜六世紀には、新羅や百済からの専門学者の来日により、朝鮮を経由して中国の医学書が伝来しました。七世紀に入ると、遣隋使や遣唐使が派遣され、日本と中国との交流はより密接になり、医学書の伝来だけでなく、中国現地で医学を学ぶ人も現れました。

天平年間の疫病の際、宮廷の医薬管掌機関である典薬寮《てんやくりょう》は、中国の医学書を参照しながら疫病への対処法を検討し、えられた治療法は諸国に回覧されました。また、平城京の発掘調査で発見された疫病退散を祈願したとみられる木簡には、「南山の下に流れざる水あり。その中に一大蛇あり。九頭一尾、余物を食らわず、ただ唐鬼《とうき》を食らう。朝に三千を食い、暮に八百を食う。急急如律令《きゅうきゅうにょりつりょう》」との文言が記されています。これとよく似た文言は、唐の孫思邈《そんしばく》が著した医学書『千金翼方《せんきんよくほう》』（六六〇年頃）の「咒瘧鬼法《じゅぎゃくきほう》」にもみられ、こちらでは、「高山を登り海水を望むと、水中に一龍あり。三頭九尾。諸物を食らわず、ただ瘧鬼を食らう。朝に三千を食い、暮に八百を食う」とあります。日本の疫病退散祈願の文言で「唐鬼」と表現されていたのは、疫病が外（「唐」）から来たものと認識されていたからかもしれません。以上のことからは、病者の身体に直接働きかける医療面だけでなく、疾病退散を願う祈祷や儀式の作法にも、中国文化の影響がみられることがわかります。

中国大陸から直接、あるいは朝鮮半島を経由して、日本は中国医学を受容し、いわば中国医学における知のネットワークの一端を担っていました。日本最古の医学書とされる丹波康頼《たんばのやすより》の『医心方《いしんほう》』（九八四年）は、中国の六朝《りくちょう》、隋唐時代の医学書の引用から成っており、今日では散佚《さんいつ》してしまった中国医書の大要の復元に活用されています。

鍼博士丹波康頼と『医心方』

丹波康頼(912〜995)
・医書の選択に日本の風土を考慮
・理論よりも実用を重視
・全30巻(半井本は国宝)

黒死病／ペストは中国大陸でも流行したのだろうか

　世界史上、十四世紀のヨーロッパにおける黒死病／ペストの大流行が、その後のヨーロッパ社会のあり方を変化させるきっかけの一つとなったことはよく知られています。このペストがヨーロッパへ伝播した背景として、モンゴル軍による西征や、モンゴル帝国下における東西交易の発展などがあったことは、しばしば指摘されています。

　ペストは、ペスト菌による感染症です。本来は、ペスト菌常在地域に生息する齧歯《げっし》動物の感染症で、感染した齧歯動物に寄生するノミを媒介として他の齧歯動物やヒトなどに感染します。ヒトのペストには、リンパ節や鼠《そ》径部《けいぶ》の腫れ、発熱、嘔吐などの症状が現れる

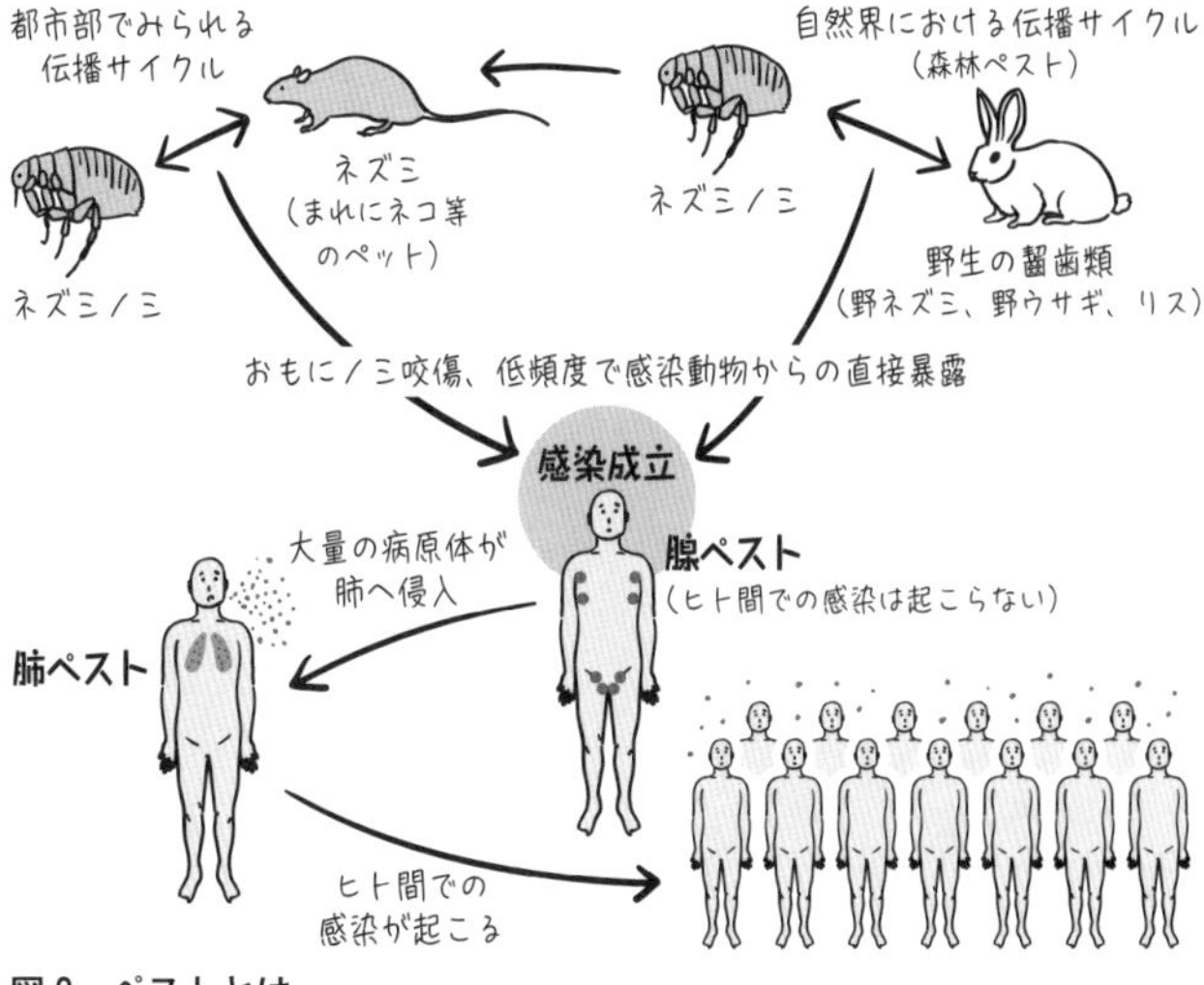

図2　ペストとは

〔参照〕国立感染症研究所ホームページ。
https://www.niid.go.jp/niid/ja/kansennohanashi/514-plague.html

腺《せん》ペスト、手足の壊死《えし》、紫斑《しはん》が出現する敗血症性ペスト、また、まれにペスト患者が出す飛沫によって感染する肺ペストがあります(図2)。肺ペストの場合、潜伏期間は二〜三日と比較的短く、血痰をともなう肺炎や頭痛、呼吸器不全などの症状が起こり、その致死率は相対的に高いとされています。

十四世紀のヨーロッパにもたらされたペストの起源に関しては、中国説や中央アジア説など、さまざまな説が唱えられてきました。近年では、十四世紀におけるヨーロッパのペスト被害者の遺伝情報を解析した結果から、チベット高原東部の青海地方あたりを起源とする説が提起されています。

ヨーロッパがペストの惨禍にみまわれていたのと同じ頃、中国大陸の状況がいかなるものであったのかは、中国医学史、医療社会史研究者の大きな関心の一つとなってきました。しかし、上述した古代日本の場合と同様に、中国においても、比較的広範囲かつ大規模な被害をもたらした感染症と推定される事象は、文献史料上では「疫《えき》」「大疫《たいえき》」「瘟疫《おんえき》」として表現されることが多く、それが今日でいうところのペストかどうかを判別するのは、なかなか難しく、この時期の中国大陸におけるペストの存在には懐疑的な見解もあります。しかし、その一方で、人口史研究の成果や、感染者の症状が比較的詳細に記述された当時の医学書などに基づいて、ペストの流行が存在した可能性を指摘する推論もあります。ここでは、環境史・疾病史の専門家である曹樹基氏と李玉尚氏による推論を紹介しましょう。

十四世紀前後の中国大陸においてもペストの流行があったのではないか、と推測される根拠の一つ

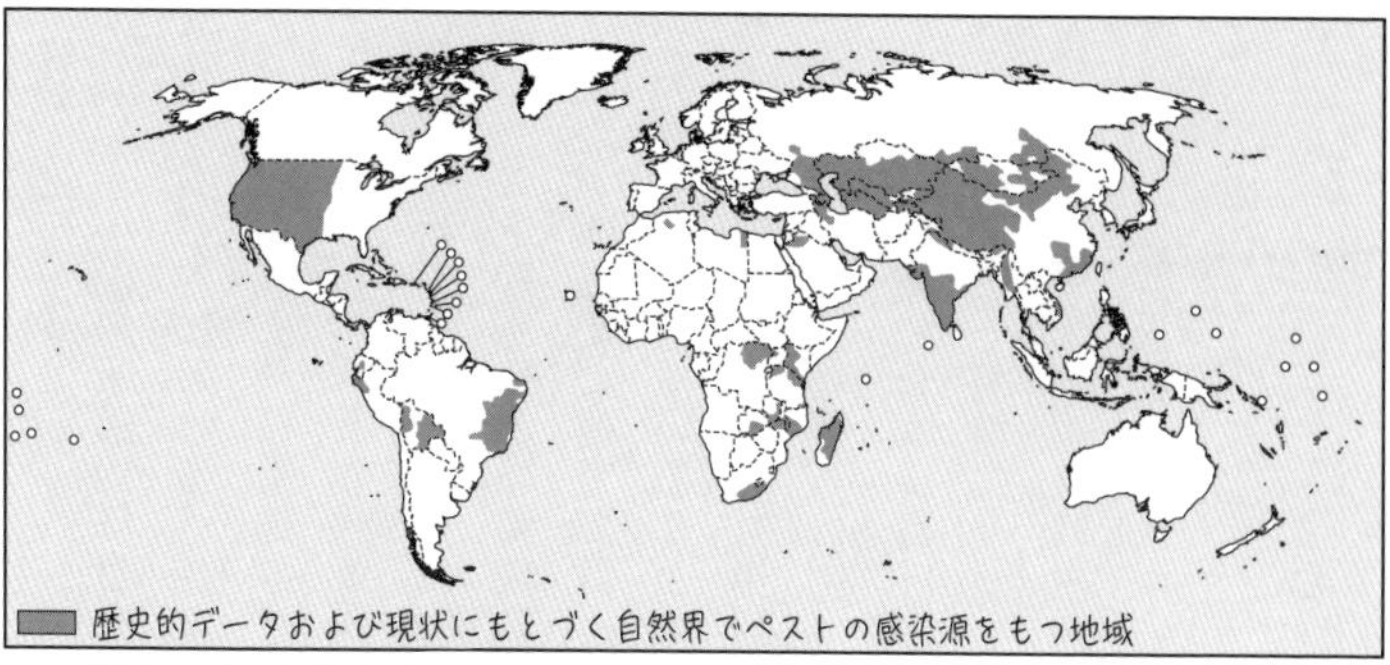

図3　ペスト自然感染病巣の分布(2016年)

〔出典〕WHO, Global distriction of natural foci as of March 2016

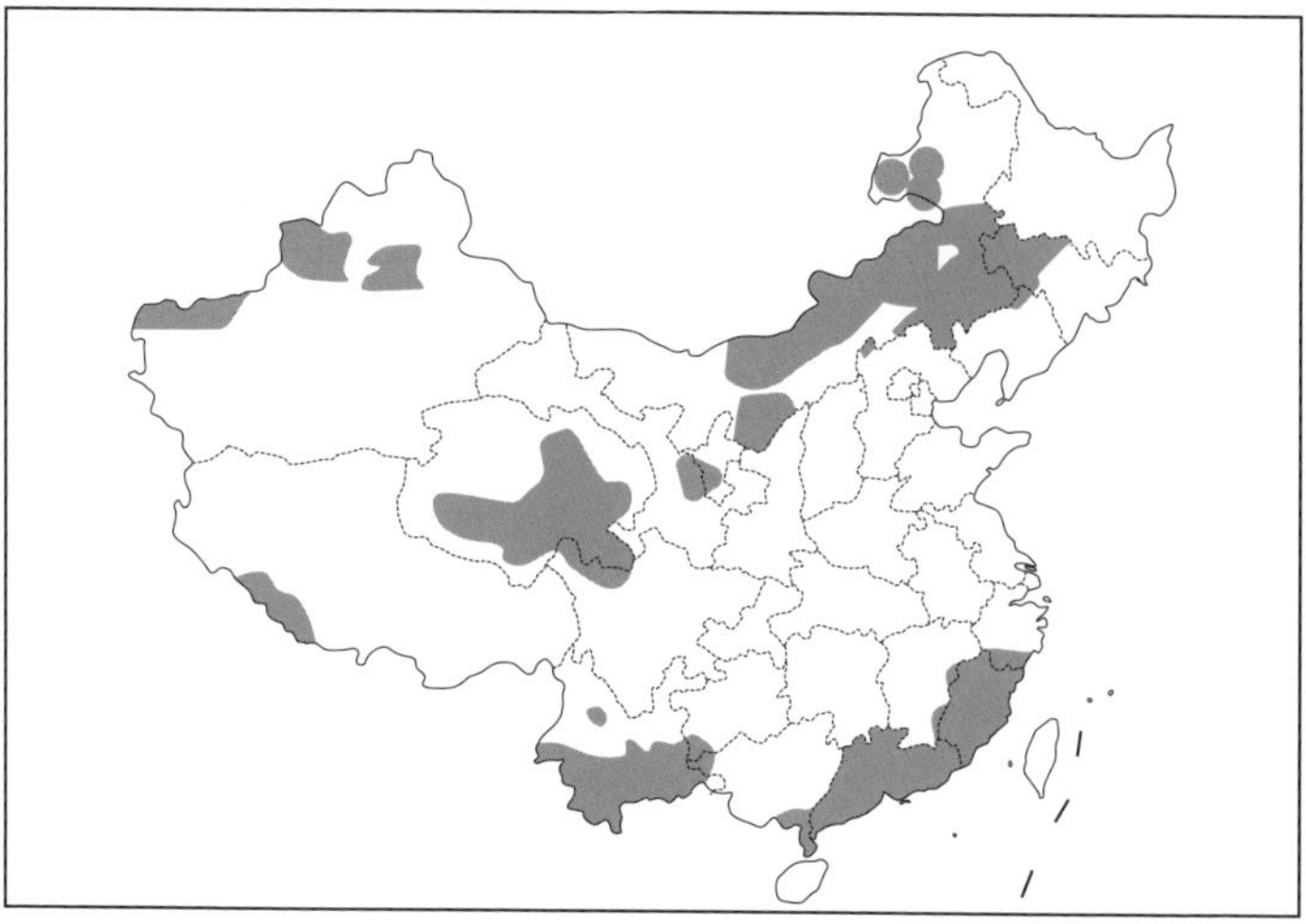

図4　中国における自然界でペストの感染源が分布する地域

〔参照〕曹樹基・李玉尚『鼠疫：戦争與和平』(山東画報出版社、2006年)32頁。基のデータは、方喜業主編『中国鼠疫自然疫源地』(人民衛生出版社、1990年)10、21、22頁。

として、中国の版図内に自然界でのペストの感染源があったことがあげられます。図3にみられるように、自然界におけるペストの感染源は、今日でもアジア、アフリカ、アメリカなど広範囲に存在しており、中国大陸にもあります。図4は、二十世紀前半までのデータをもとに作成された中国における自然界でのペストの感染源を示しています。これらの感染源の分布が、歴史的に継続的に存在していたものかどうかについてはさらなる検討が必要ではありますが、いくつかの地域における自然環境が、ペストの感染源の形成に適したものだったと考えられます。

また、人口史の研究では、モンゴル帝国が中国大陸に進出し、金、南宋を滅ぼした十三世紀、人口が大きく減少していることが指摘されています。この人口減少には、戦争に関わる死亡や飢餓だけでなく、疫病による死亡も相当程度含まれているのではないか、と考えられています。

たとえば、一二三〇年代、当時の金の都だった汴京《べんけい》(現在の河南省開封)をモンゴル軍が包囲・占領した後、汴京では「大疫」が起こり、「凡《およ》そ五十日、諸門での死者は九十余万人、貧しく葬ることができない者はこの数に入っていない」との記載が、『金史』(巻十七「哀宗紀《あいそうき》」天興元年五月辛卯条)にみられます。モンゴル軍に占領される以前、汴京は、兵や避難民を城内に受け入れており、常態よりも多い二五〇万人程度の人がいたとされます。かりに史料にみられる通り九〇万人以上が死亡したとすると、城内の人口の三六％が死亡したことになります。当時、汴京に在住していた医師の李杲《りこう》(一一八〇～一二五一)がのちに著した医書には、このときの患者の「多くは、発熱し、痰と咳が出て、重篤な者は医者が気づかないうちに病変し、半夏南星《はんかなんせい》〔処方薬〕を投薬すると熱には効くが、遂に喀血し、骨涎《こつえん》〔体液〕が逆流し、咳や嘔吐が止まらず、肌が干からびて死ぬ者が多かった」との記述があります。ここに記されている症状は、肺ペストの特徴に類似していることを指摘する医学史の専門家もいます。

また、史書では十三世紀後半、モンゴル軍と南宋との戦いの中でも、両軍内において「五臓から出血」して「急死」する将《しょう》や、軍中の「疫」の発生、戦闘がおこなわれた地域における「疫」や「大疫」の発生の記載がみられるとされます。このうち、たとえば、四川地域での戦いでは、自然界でのペストの感染源のある雲南西部を蹂躙《じゅうりん》したモンゴル軍が、この戦闘に参加していたことなどから、四川地域での「疫」がペストだった可能性が指摘されています。

ここで紹介した推論では、戦争にともなって自然界でのペストの感染源が存在する地域の生態環境が攪乱《かくらん》されたことが、各地でのペストの流行に関係していたと考えられています。そして、モンゴル帝国による征服活動の終結後、中国大陸でのペストと推測される「疫」は、地域的流行にとどまるようになったとされます。明清期においても、戦争のない平和な時期には、ペストは一種の「地方病」として存在していたのではないか、との見方が示されています。

2　近代化の希求と感染症・公衆衛生

近代日本はコレラにどのように対応したのだろうか

十八世紀後半の産業革命を経て、十九世紀初めに鉄道や蒸気船などが実用化されると、ヒトやモノはより大量かつ高速・広範囲に移動することができるようになりました。これにともない、感染症が世界的に流行する事態がしばしば起こるようになっていきました。コレラは、この時代を代表する事例だといえます。

コレラは、コレラ菌に汚染された水や食物を口にすることで感染し、下痢や嘔吐などの症状をもたらし、患者を死にいたらしめることもある感染症です。コレラは、もともとはインドのベンガル地方の常在病でしたが、イギリスによるインドの植民地開発や、世界的貿易網の発達などにともない、世界各地に伝播しました。一八一七年からの第一次パンデミック（世界的流行）を皮切りに、十九世紀中に何度かのパンデミックが起こり、日本や中国といった東アジア地域にもコレラがもたらされました。

日本にはじめてコレラがもたらされたのは、江戸時代のことでした。最初の流行は一八二二（文政五）年とされ、この後、五八（安政五）年にも、コレラの流行が起こりました。五八年のコレラは、長崎に入港したアメリカの軍艦ミシシッピー号によってもたらされ、日本国内に広範に広がりました。

当時の蘭学者たちは、外国の医書などを参考にこの病気への対処法をさぐりましたが、国家による本格的な対応は、明治維新を経た後に始められることとなります。

明治政府は、欧米にならった近代化を志向し、その一環として感染症対策などを担う衛生行政の導入をおこないました。近代日本において衛生行政整備のキーパーソンとなったのは、長与《ながよ》専斎《せんさい》という人物です。長与は、一八七一年、岩倉使節団の一員として欧米の医事制度を視察し、衛生行政の重要性を提起しました。そしてその後の七三年、文部省下に医務局が設置され、医薬の管理や感染症予防などの衛生行政を担うこととされました。衛生行政は、七五年には内務省衛生局に移管され、長与が初代局長に就任しました。

衛生行政が整備され始めた一八七〇年代以降、日本ではたびたびコレラが流行しました。**図5**からは、一八七〇年代から九〇年代、間歇《かんけつ》的にコレラの流行があったことがみてとれます。こうした中で、「虎列刺《コレラ》病予防法心得」(一八七七年)、「虎列刺病伝染予防規則」(一八七九年)、「伝染病予防規則」(一八八〇年)、「伝染病予防法」(一八九七年)など、一連の

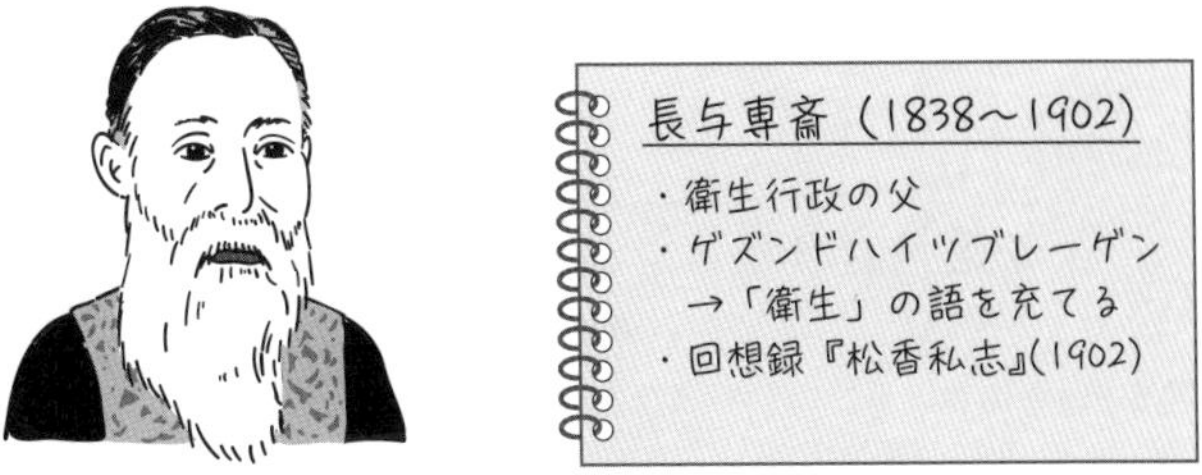
長与専斎 (1838〜1902)
・衛生行政の父
・ゲズンドハイツプレーゲン
→「衛生」の語を充てる
・回想録『松香私志』(1902)

関連法令が整備され、コレラ対策として海港検疫、避病院《ひびょういん》での患者の隔離治療、患者発見時の届け出、感染者発生地域の交通遮断や消毒といった一連の措置が規定されました。

　また、衛生行政を担う組織の整備も進められ、中央衛生会、地方衛生会といった専門家による諮問機関や、各府県衛生課、各町村の衛生委員など、地域の衛生行政機構が設けられました。地方衛生行政は、一八八六年、府県衛生課および町村衛生委員が廃止され、府県警察部衛生課に移管されました。近代日本においては、コレラの流行が、こうした衛生行政の整備をうながした側面があることが、しばしば指摘されています。

　ところで、島国である日本において、疫病は「外からやってくる」という観念が古くからあったかもしれない、ということは上述しました。開港によって諸外国との往来が頻繁になる中で、コレラ対策の一環として水際《みずぎわ》で感染症の流入を防ぐ海港検疫の制度化と実施がめざされました。しかし、治外

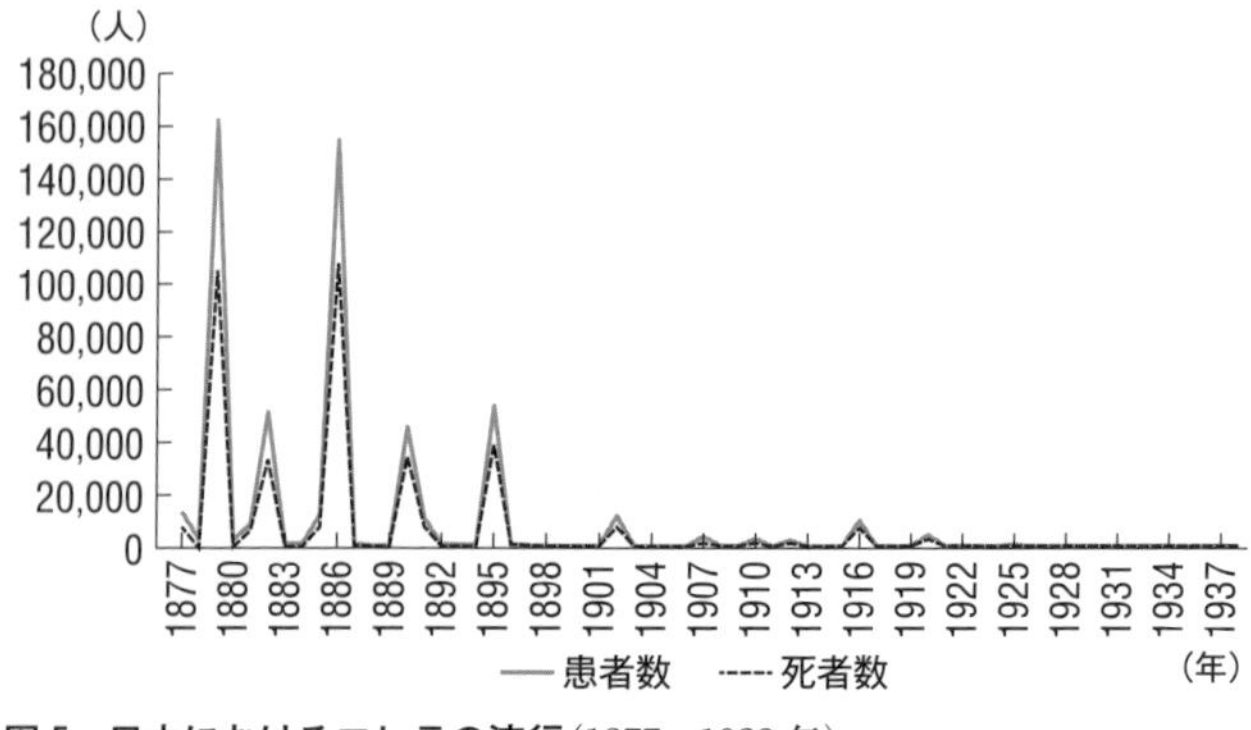

図5　日本におけるコレラの流行(1877〜1938年)

〔出典〕厚生省医務局『医政百年史』(ぎょうせい、1976年)資料編544-550頁より作成。

法権の問題や、当時の検疫手法をめぐる国際的潮流といった諸事情の中で、当初、海港検疫の実施はスムーズには進みませんでした。このことを示す事例として、ヘスペリア号事件があります。

一八七九年三月、愛媛県で最初のコレラ患者が発生したのち、西日本でコレラが蔓延しました。これを受けて、日本政府は「海港虎列刺病予防規則」（まもなく「検疫停船規則」に改正）を発令し、流行地から入港する船舶に対し、沖合で一〇日間停船するよう求めました。これを示されたイギリス、フランス、ドイツの公使は、治外法権を理由に自国の船舶への適用に難色を示しました。こうした中で、七九年七月、香港を出港し、神戸を経由して横浜へと向かっていたドイツ船ヘスペリア号が、日本側の検疫規則に従わず、横浜港に強行入港するという事件が発生しました。

すでにコレラが流行していた神戸港を出港したヘスペリア号は、「海港虎列刺病予防規則」の規定では、一〇日間停船しなくてはなりませんでした。しかし、ヘスペリア号は神奈川県にある長浦消毒所で、ドイツ公使が派遣したドイツ人医師の検分を受け、船内に患者がいなかったこと、消毒処理もしたことを理由に、規定の一〇日を待たずにドイツ海軍砲艦に護衛されながら横浜港に入港したのでした。これに対し、寺島宗則《てらしまむねのり》外相は、ドイツ側に抗議しましたが、ドイツ側の返答は、ドイツ船舶に対する行政権はドイツ領事館に属する、というものでした。

ヘスペリア号事件は、ある種の暴挙として当時の内外のマスメディアでもとりあげられました。たとえば、『東京日日新聞』（一八七九年七月二十九日）は、これを「我が大日本帝国の独立国権を傷つけ、文明世界に普通する法則を破りたる違犯」「頗《すこぶ》る国権に関係ある」問題として報道しました。記事では、ドイツ側の行為は、「人命を殄滅《てんめつ》すべき悪疫をもたらして、これを日本帝国に撒布《さんぷ》し、以て日本国人を禍せんと欲するの悪謀に異ならざるなり」「治外法権の約は外人をして我国法に服従せしむること能わざるも、未だ敢えて外人をして悪毒を我国に放恣《ほうし》せしむるを許諾するの約に非ず」と、強く非難されました。実際には、このときのコレラは、外国から輸入されたものではなく、ドイツが悪疫をもたらしたわけではなかったのですが、こうした世論の沸騰が、その後の不平等条約改正を求める世論形成の下地となったとする見方もされています。

ヘスペリア号事件は、確かに不平等条約体制下での検疫事業の限界を表す事例だといえます。しかし一方で、日本が設けた検疫規則が、当時ヨーロッパで受容されつつあったやり方とは異なっていたという事情が、外国側の態度の背景にあったことも指摘されています。十九世紀半ば以降、ヨーロッパでは、感染症流行地を出港した船舶に一律に停船検疫を課す従来の方法以外で防疫を図る動きが本格化していました。これは、商業関係者や人道主義的観点からの批判があったためだけでなく、国内の衛生環境の改善によって防疫が図られるようになったためでもありました。自由貿易志向の強いイギリスでは、国内の上下水道整備など衛生環境を整えることが重視され、海港検疫に関しては、船舶に医師を派遣し、その医師の検分により感染者が発見されなければ、一律に長い検疫期間を課さない医師検分方式が導入されていました。この方式は、他のヨーロッパ諸国の間でも一定の支持をえていました。ヘスペリア号事件におけるドイツ側の動きは、この医師検分方式に基づいたものであり、防疫上の手続きを完全に無視したわけではなかったのです。

一八七九年の検疫は、結局、東日本一帯でもコレラの流行が広まり、検疫が意味をもたなくなってしまったため中止されました。ヘスペリア号事件を経て、一律の停船検疫の困難さをさとった日本は、以後、医師による検分方式へと転換していきます。日本が外国領事の干渉を受けずに海港検疫を実施するようになるのは、条約改正後の一八九九年、「海港検疫法」の施行以降となります。

国内の対策に目を向けると、明治初期のコレラ対策の中には、当時の民衆の心性や生活習慣と馴染まないものもあり、当初、民衆の間では、コレラ退散を祈願するコレラ祭や、強権的な隔離政策・防疫措置に対する抵抗や暴動、患者がいるのにかくしてしまう隠蔽などがみられました。政府や知識人・専門家・マスメディアなどは、民衆のこうした動きを非科学的・迷信的なものとして取り締まったり、教育や宣伝といった民衆の教化・啓蒙を通して、衛生知識や清潔観念の普及を図りました。知識の普及と、実体験としてのコレラの流行とがあいまって、コレラ対策に対する抵抗はしだいに減少していきました。しかし、他方で、衛生知識や清潔観念の普及は、それに反する人々への排除や差別につながるという側面をもつものでもありました。こうした衛生を基準とした差別的見方は、近代期においては国家間でもみられました。ヨーロッパなどの列強諸国からすると、コレラが常在するアジア地域は、不潔な地域、遅れた地域と考えられることもしばしばありました。**図5**に示されているように、二十世紀に入ると、日本ではコレラはしだいに抑制されていきました。こうした中で、周辺のアジア地域をみる日本のまなざしも、しだいに列強側のそれと近しいものになっていく傾向があったように思えます。

近代期の中国にとって、「衛生」のもった意味とは

前近代の中国においては、先述したペスト以外にもさまざまな疫病の流行がたびたび起こっていたことが確認されています。こうした疫病の流行に対し、歴代の王朝は、疫病に関する情報の公開や、その防止・治療方法の布告、有用な医書の頒布、患者の収容場所の設置や医薬の提供などをおこなったとされます。しかし、明代の中期以降、こうした官側が主導する疫病対策はしだいに低調になり、代わって地域社会の郷紳《きょうしん》(士紳《ししん》)といった有力者や、彼らを中心に組織された慈善団体が、疫病流行地域における患者の収容場所の設置や医薬の提供といった活動をおこなう主体となっていきました。王朝権力が末端まで浸透せず、その職掌範囲も徴税や裁判が主となる中で、地域社会の秩序の担い手として郷紳が重要な役割をはたすようになっていったことはよく知られていますが、疫病対策においても、こ

郷紳(士紳)

科挙合格者や科挙官僚の経験者で、地方社会の有力者。明・清時代、郷紳の地方における社会的勢力・政治的発言力は強かった。

うした傾向がみられました。

中国において、近代的な衛生制度の整備が本格的に始められるのは、二十世紀初めですが、これ以前から知識人の間では「衛生」や「清潔」の重要性を認識し、これらを実現するための制度の設置を求める声はありました。

知識人たちがこうした意見をもつきっかけの一つとなったのは、南京条約後、開港場に設けられた外国租界の存在でした。たとえば、上海では、一八四五年、外国人行政地域である租界が設けられ、専門の官吏によって、街路や下水溝の清掃・糞尿処理の管理、不衛生な家屋の改善勧告など、都市の環境衛生に関わる事柄への監督がおこなわれ始めました。一八六〇年代末以降、租界の衛生行政の範囲はさらに拡大し、種痘接種の普及、住民の死因調査、上水道の整備、売春婦の管理、コレラを中心とする感染症への対策なども職掌とされていきました。こうした衛生事業が実施されていた租界の都市環境と、隣接する華界《かかい》(中国人行政地域)とのギャップは、知識人たちに「衛生」「清潔」の重要性を実感させました。

十九世紀末、鄭観応《ていかんおう》(思想家・実業家、一八四二〜一九二二)は、当時の様子

南京条約(1842年)

アヘン戦争の講和条約。清は上海・寧波《ニンポー》・福州・厦門《アモイ》・広州の5港の開港と領事の駐在、香港島の割譲、賠償金支払いなどを認めた。

租界

外国人居留地。治外法権や経済活動の特権を認められた。

を七五頁のように記しています(**資料2**)。

こうした見方は、あるいは外国人の感覚を内面化したものだったのかもしれません。一八六〇年代、医療宣教師のウィリアム・ロックハート(一八二〇~九二)は、上海の華界の衛生状態について、「上海の公衆衛生は、とりわけ夏季のそれは、外国人にとっては驚くべきものである。……下水設備は非常に不完全で、排水溝は汚水溜めと変わらず、そこにはあらゆる種類の汚物が溜まり、空気を汚している」と、鄭観応と同様の感想を記しています。

欧米の医学や衛生学に関する書物が流入するようになり、それが翻訳されて読まれるようになっていたことも知識人の間での「衛生」や「清潔」を求める意見の形成につながりました。しかし、こうした声が知識人という枠を超えてより広範なものとなったのは、一八九四年の二つの事件を経た後のことでした。

一八九四年、中国は二つの大きな事件を経験しました。一つは、この年の春、広東で流行していた腺ペストが香港へ広まり、その後、中国沿海部、台湾、日本、東南アジア、南アジア、アフリカ、ハワイ、北米へと拡大した事件です(ペストの第三次パンデミック)。この腺ペストの流行に際し、香港政庁は患者の隔離・治療、戸別検査、検疫、清掃事業、伝染病情報の収集と回報といった対応をとりました。香港政庁がおこなった防疫措置は、香港の華人たちの反発を招くこともあり、必ずしもすべてにおいてうまくいったわけではありませんでした。しかし、中国大陸で発行されていた当時の新聞な

資料２

上海租界の街路は広く平らで、しかも清潔である。しかし、いったん華界に足を踏み入れると、その汚さは耐え難いものであり、……ゴミや臭気を放つ泥の悪臭がする。さらにひどいことに、人々は所かまわず大小便をし、悪性の腫物や病気にかかった人がいたる所におり、そういった人が呻《うめ》いて倒れていても、誰もかまわず、ただ鼻をつまんで通り過ぎるのである。

（鄭観応『盛世危言《せいせいきげん》』）

資料３

中国人は衛生を講じず、早くに結婚してこうした種を伝えるので、種族が脆弱になる。……成人すれば、寝床から離れず精力を消耗し、アヘンを吸って身体をむしばみ、幽霊のようで、歩けば躓《つまず》き、顔色が悪く、死に顔のようで、生き絶え絶えで、今にも死にそうである。……ああ！　人が皆病夫になれば、その国がどうして病国にならないことがあろうか？

梁啓超「新民説」

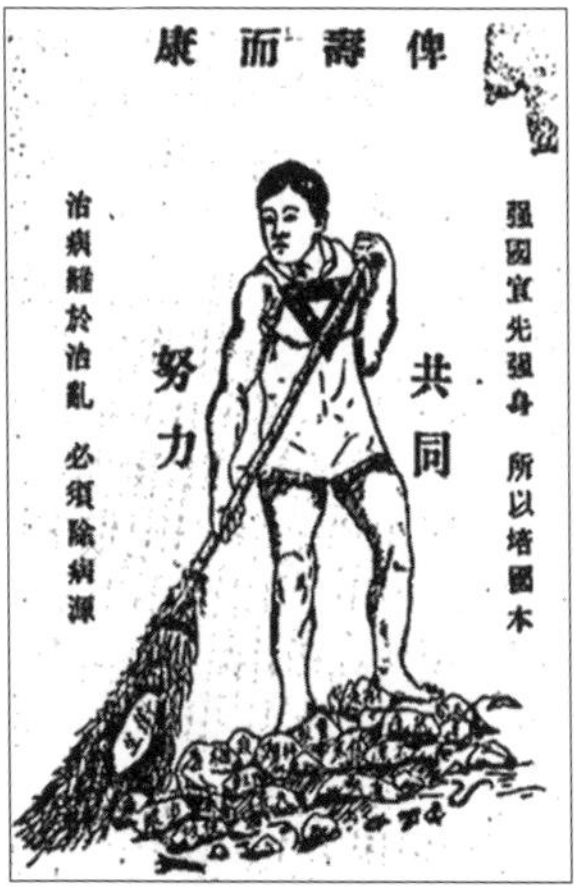
俾壽而康
強國宜先強身　所以培國本
共同
努力
治病難於治亂　必須除病源

図６　衛生運動のポスター（1928年）

〔出典〕陸幹臣『衛生運動実施計画』（上海：青年協会書局、1928年）、２頁。

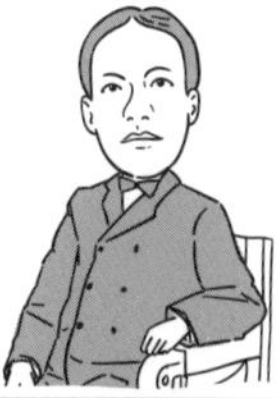

梁啓超（1873～1929）

清末民国初期の政治家・ジャーナリスト。康有為《こうゆうい》に学び、変法運動を進めたが、政変で日本に亡命した。ジャーナリズムを通じ、民族意識の形成に大きな影響を与えた。

どでは、政庁の政策を「行き届いたもの」として好意的に評価する記事が多く掲載され、「文明国は衛生行政を重んじる」といった世論形成の下地となりました。

一八九四年のもう一つの事件とは日清戦争です。日清戦争での敗北は、中国の人々に民族的危機を感じさせ、知識人たちはこの危機を脱却するための方策を、さまざまな領域において考え提案し始めました。「衛生」もその方策の一つとされました。梁啓超《りょうけいちょう》は、国民国家の実現のための改革を論じた「新民説」の中で、七五頁のように記しています（**資料3**）。

ここにみられるような、種族や国家の強弱と「衛生」とを結びつけた言説は、二十世紀前半を通して頻繁にみられるようになります。たとえば、**図6**は、一九二八年頃の衛生運動のポスターです。衛生運動とは、市民を動員して清掃などの衛生環境の改善をおこなったり、講演会や展覧会などを通して衛生知識の普及を図るキャンペーンです。このポスターでは、強い国にはまず強い身体が必要だとして、「衛生」と書かれたホウキで、「ペスト」「チフス」「梅毒」「トラコーマ」などの病名が書かれたゴミと、さまざまな害虫を掃き集めるたくましい青年が描かれています。諸外国からの圧力の中で、近代国家の建設を進めた中国においては、「衛生」は強い国家をつくるための方策として強調される傾向がありました。

清朝末期、人々の「衛生」「清潔」を求める声が高まる中で、二十世紀初め、清朝政府による衛生行政の整備が始められます。一九〇五年、中央衛生行政機構として巡警部《じゅんけいぶ》（一九〇六年に民政部に改組）

の下に衛生司《し》が設けられ、各省におかれた巡警道《どう》が警察行政の一環として防疫や環境衛生の保護などの衛生事務を担うこととされました。清朝末期に導入され、中華民国前半に引き継がれた衛生行政システムや関連法令の多くは、近代日本をモデルとしたものでした。このとき、日本がモデルとされたのは、日清戦争以降、日本が中国近代化のモデルの一つとされたこと、漢字を共有し、かつ地理的にも近い日本を介して欧米由来の近代的学問や制度を学ぼうという機運が高まっていたことに加え、義和団戦争(一九〇〇〜〇一)後や日露戦争(一九〇四〜五)後の占領行政において日本式の衛生事業が導入され、それが占領解除後に清側に引き継がれたことなどが背景としてあったとされます。

肺ペストの流行と近代中国の防疫事業

中国が国家による防疫事業に本格的にのりだしていく大きなきっかけとなったのは、一九一〇〜一一年の中国東北部(満洲地域)における肺ペストの流行でした。肺ペストの感染者は、一九一〇年九月、ロシア領のダウリヤで発見され、その後、翌十月には中国領内の満洲里《マンシュウリ》でも感染者が発見されました。初期の感染媒体として指摘されたのは、この地域に生息するタルバガンという齧歯動物でした。この頃、欧米を中心に服飾産業でのタルバガン毛皮への需要は高く、狩猟シーズンには多くの狩人がこの地域に集まっていました。狩人の中には、狩りに関する知識が十分でない素人もおり、病気にかかった齧歯動物に不用意に接触したことなどによりヒトへの感染が起こったのではないか、という説もあります。狩人たちはまた、過密かつ不衛生な宿泊場所で過ごす場合も多く、こうした環境が肺ペストの伝播に有利に働いたとも考えられています。

このときの肺ペストの拡大には、東進鉄道をはじめとする中国東北部を走る鉄道が大きく関わっていました(**図7**)。満洲里での患者の発生以後、肺ペストは鉄道路線に沿って哈爾濱《ハルビン》へ伝播し、一九一一年一月初めには、長春・奉天・大連にも広がりました。肺ペストの急速な拡大の中で注目されたのが、苦力《クーリー》の移動でした。当時、中国東北部では、農業や鉱業、輸送、建築などの事業に関わる労働力への需要が高く、山東省や直隷《ちょくれい》省から多くの苦力が出稼ぎにきていました。彼らの多くは、春になると汽車や船で東北地域へ入り、十一月から二月には帰郷し、春節(旧正月)を家族のもとで過ごし、また春になると出稼ぎへ出るという行動パターンをとっていました。肺ペストの流行は、苦力の帰郷の時期と重《かさ》なっており、彼らが地域から地域へと感染を広める主たる媒体となったとされます。

東北地域は当時、鉄道権益を中心に北はロシア、南は日本が大きな影響力を有していました。ロシアが租界をもっていた哈爾濱では、ロシア側当局は、租界と隣接する中国人行政地域での防疫が不十分だとして干渉する姿勢をみせました。関東州および長春以南の鉄道沿線を中心に権益を有していた日本もまた、肺ペスト対策を通じて清の衛生行政に介入し、影響力のさらなる拡大を狙う姿勢をみせました。こうした中で、清は防疫を専門に担う行政機構(奉天防疫総局)を設け、患者や感染が疑われる人への検査・隔離、医薬品の供給、遺体の火葬、消毒、各所での検疫、ネズミ駆除(肺ペストはヒト

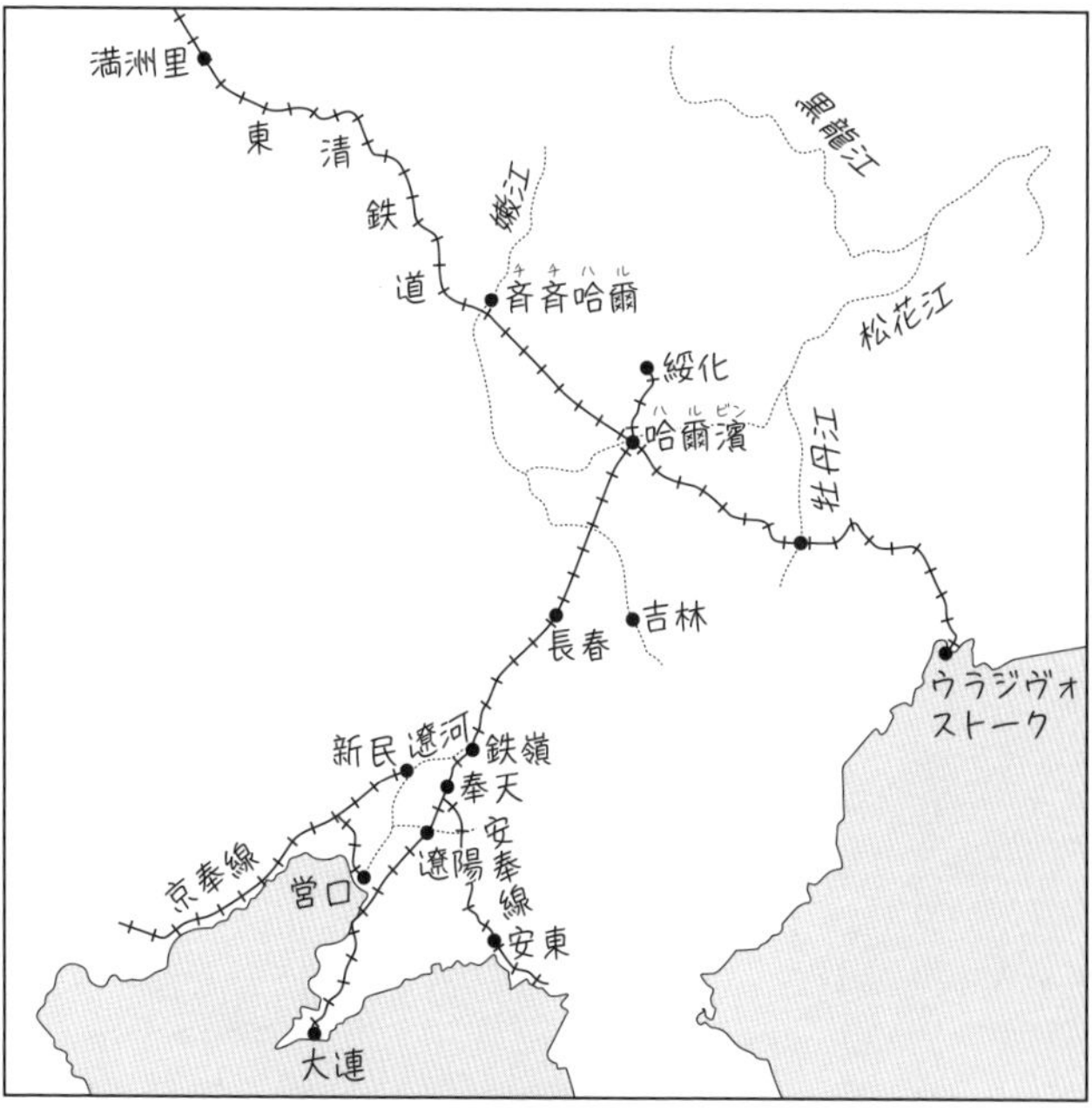

図 7　1910 年頃の中国東北部と鉄道路線

東清鉄道

日清戦争後、1898 年からロシアが中国東北地方に建設した鉄道。シベリアとウラジオストクを最短距離で結ぶ目的で敷かれた。日露戦争後のポーツマス条約で南満洲支線の長春以南は日本に譲渡された。

からヒトへ感染するもので、ネズミが関係するわけではないので、実際には効果のある対策ではありませんでした）などをおこないました。また、ケンブリッジ大学で医学博士号を取得した新進気鋭の医学者である伍連徳《ごれんとく》を起用して、肺ペストに関する調査研究も進めました。政府が主導する防疫事業は、現場の官吏にとっては初めての経験であり、担当者間の意思疎通がうまくいかなかったり、ロシアや日本から、清側の対策の効率の悪さや緩慢さ、不正確さなどに対する批判はあったものの、清朝政府はそれまでの感染症対策とは異なり、組織的な対応をみせました。清朝政府のこうした姿勢の変化の背景には、衛生問題を口実とした外国からの干渉を防ぐ、国家の主権を守るという意識がありました。

防疫や衛生事業、あるいは感染症をめぐる調査研究が、ある種の政治性を有するという意識は、肺ペストの流行中、清朝政府がアメリカに対し、専門家を派遣し調査をおこなうよう依頼したことにも表れています。清朝政府は、肺ペスト対策や肺ペストに関する調査研究にアメリカを介在させることによって、ロシアや日本の影響力を抑えようとしていたと考えられています。これと同様に、肺ペスト収束後、清が主催し、伍連徳を議長として、各国の専門家を招き、国際ペスト会議を開催したことも、ロシアや日本を牽制する意図があったものと指摘されています。

また、中国政府が防疫事業に積極的にのりだした背景としては、外国による防疫活動の中で、しばしば中国人に対する差別的措置がとられていたこともあげられます。たとえば本節であつかった肺ペスト防疫において、ロシアは寒い中に中国人住民を一つ所に集めて服を脱がせて検査をおこなったとされます。また、肺ペストに限らず、各種の感染症対策の一環としておこなわれた各国の海港検疫において、中国人旅客に対し、より厳しい検査がおこなわれたといった事例が確認されています。こうした外国側の態度の背景には、民族的な差別意識だけでなく、中国側での防疫・衛生事業が不備だと考えられていたという事情もありました。それゆえに、国内の防疫・衛生事業を整備し、こうした事態を防ぐことが求められました。

　ただし、一方で、防疫にともなう隔離や検疫といった措置そのものがもつ個人の身体や行動への干渉は、措置をおこなう主体如何を問わず存在するものです。従来、民間組織によって担われていた疫病流行時の対応は、人々の身体や行動に強制的に干渉するという性格は薄く、そのため、人々は政府が一定の強制力をもっておこなう防疫事業にとまどうこともありました。中国政府による中国人の健康保護という観点からおこなわれた防疫措置に対しても、人々のそれに対する理解が十分でなかったり、人々がそれを自分たちの暮ら

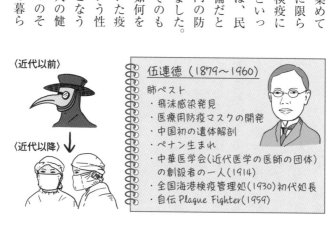

伍連徳（1879〜1960）

肺ペスト
- 飛沫感染発見
- 医療用防疫マスクの開発
- 中国初の遺体解剖
- ペナン生まれ
- 中華医学会（近代医学の医師の団体）の創設者の一人（1914）
- 全国海港検疫管理処（1930）初代処長
- 自伝 Plague Fighter（1959）

しや行動を大いに阻害するもの、感覚や習慣に馴染まないものと感じたりした場合、民衆の間では反発や抵抗が起こることがありました。

3 植民地開発と感染症・医療・衛生

歴史研究は、植民地の感染症・医療・衛生をどうみてきたか

十九世紀から二十世紀初め、アジアの地域の多くは列強の植民地とされました。こうした地域では、植民地支配の中で、近代医療や公衆衛生システムが導入されていきました。近代医療や公衆衛生は、現地の人々の健康や衛生環境を改善し地域の近代化を促進するという側面をもつものではありましたが、近年では、そこに内在した権力関係にも注目し、医療や公衆衛生と植民地統治との関係を検討する研究が多く発表されています。一九九〇年代初め、デイヴィッド・アーノルドは、植民地期インドにおける西洋医療と植民地権力との関係を検討し、西洋医療がインド社会に浸透していく過程を「身体の植民地化」と表現しました。医療や衛生は、人々の身体に働きかけ健康を保護したり、生活環境を改善したりするものではありますが、それが統治権力と結びつく中で、社会や個人の管理や、統治

権力による支配を正当化するためのツールともなりえました。医療や公衆衛生と統治権力との関わりは、植民地に特有の現象ではなく、近代期の欧米諸国や、上述した日本や中国でもみられるものではありましたが、植民地でのそれは、より複雑かつ先鋭化された形で現れる傾向がありました。台湾や朝鮮半島といった東アジアの植民地に関しても、こうした視角からの研究が進められています。

感染症と植民地との関係は、かつてアルフレッド・クロスビーが論じたように、生態学的視角からも議論されてきました。クロスビーは、ヨーロッパの初期帝国主義が、アメリカ大陸に進出した背景の一つとして、植民者がもちこんだヨーロッパ原産の植物や動物が、現地の生態環境をしだいに浸食したことに加え、同じくヨーロッパからもたらされた疾病が、現地社会に大きな影響を与えたことを指摘しました。近年では、植民地社会における感染症の流行とそれに対する医療・公衆衛生を、こうした生態学的視角と、先述の権力論的視角とを接合させた見方から検討する研究も発表されています。そこでは、経済開発が副産物として疾病をうみだすという「開発原病」論と、その疾病に対して「帝国医療」すなわち植民地当局による医療・衛生が実施されますが、これが植

デイヴィッド・アーノルド（1946〜　）

イギリスの歴史学者。ウォーリック大学名誉教授。専門は南アジア史。著書に『環境と人間の歴史 ── 自然、文化、ヨーロッパの世界的拡張』（新評論、1999年）、『身体の植民地化 ── 19世紀インドの国家医療と流行病』（みすず書房、2019年）など。

民地支配の正当化や植民地権力の現地社会への浸透につながったのではないか、という見方が提示されています。見市《みいち》雅俊氏は、この開発原病と帝国医療との関係を、自ら火を放ち、自ら消火する「マッチ・ポンプ」として表現しています。以下では、こうした事例の一つとして、植民地台湾におけるマラリアの流行とそれへの対策をみてみましょう。

台湾の開発とマラリア

マラリアは、マラリア原虫をもった蚊（ハマダラカ）に刺されることによって感染する寄生虫症です。ヒトが感染すると、熱発作、貧血、脾腫《ひしゅ》（脾臓が腫れて大きくなる状態）などの症状が現れます。マラリアは、感染する原虫の違いによって、熱帯熱マラリア、三日熱マラリア、四日熱マラリア、卵型マラリアに分けられます。このうち熱帯熱マラリアは、熱帯・亜熱帯に広くみられ、重症化しやすく、患者を死にいたらしめることも多いとされます。日本でも、古くから全国的にマラリアの発生がありましたが、多くは症状が比較的軽い三日熱マラリアだったとされます。近代期、日本は台湾へ進出する中で、より重症化しやすい熱帯熱マラリ

アルフレッド・クロスビー（1931〜2018）

アメリカの歴史学者。テキサス大学オースティン校名誉教授。専門はアメリカ史、エコロジカル・ヒストリー。著書に『史上最悪のインフルエンザ ── 忘れられたパンデミック』（みすず書房、2004年）、『ヨーロッパの帝国主義 ── 生態学的視点から歴史を見る』（ちくま学芸文庫、2017年）など。

アを含むマラリアの流行に直面することになります。

日本が最初に台湾のマラリアに遭遇したのは、台湾原住民による宮古島漂流民殺害を理由とした一八七四年の台湾出兵のときで、派遣された日本軍の兵士の多くに感染者が出ました。その後、日清戦争を経て、日本は台湾を植民地化し、現地でのマラリア流行に直面する中で、各種の調査研究や対策をおこなっていきました。

図8は、植民地期台湾におけるマラリアによる死者数および原虫率の推移を示しています。原虫率とは、血液検査を受けた人数におけるマラリア原虫保有者の割合です。**図8**にみられる十九世紀末から二十世紀初頭にかけての死者数の増加は、統計がカバーする範囲の拡大と精度の向上を示すものとされます。二十世紀に入ると、一九一〇年代半ばのピークの後、全体としての死者数は減少傾向にあったことが確認できます。原虫率は、マラリアの流行が猖獗《しょうけつ》をきわめ、集中的に対策がとられた「防遏《ぼうあつ》実行地域」でおこなわれた血液検査に基づく数値です。一九一〇年の血液検査の導入初期を除いて、一九三〇年代以前には、死者数とほとんどパラレルに推移しています。こうした死者数・原虫率の低下は、マラリア対策に一定の効果があったことを示すものとされます。しかし一方で、一九三〇年代以降、死者数と原虫率との乖離が大きくなっていきます。これは、血液検査の方法が改良されたことによって原虫発見の精度が向上したためだけでなく、以下でみるように、開発政策の展開の中で、罹患者、すなわち原虫保有者が増加したためであることが指摘されています。

台湾総督府によるマラリア対策は、一九一〇年代から本格的に始められました。日本が台湾を植民地化した一八九五年、台湾は先述した香港経由の腺ペストの流行にみまわれ、これ以降しばらく総督府の感染症対策の重点はペストにおかれていました。マラリアへの本格的な対策は、このペストの流行が一定程度コントロールされた後に展開されたものでした。台湾総督府によるマラリア対策のおもな方法は、流行地の住民に対する血液検査による患者の発見と、患者へのキニーネ(抗マラリア薬)の投与で、これらはかなりの強制力をもっておこなわれたとされます。マラリア対策としては、媒介蚊の駆除をおこなう対蚊対策もあり、さまざまな方策が考案されましたが、対蚊対策の徹底はマンパワーの面でも資金の面でも困難とされ、検査と服薬といった対原虫対策が主軸とされました。

こうした対策が実施されたものの、結局のところ、日本の統治期を通じて、台湾のマラリアはある程度の制御はされましたが、撲滅にはいたりませんでした。その理由の一つとして、台湾のマラリアが開発政策によってうみだされる開発原病としての性格を有していたことが指摘されています。

マラリアそのものは、日本による台湾統治以前から台湾に存在していました。台湾には、明清交替にともない大陸からやってきた漢人が移り住みましたが、漢人移民が開墾を進める中で、マラリアは流行をくりかえしたといわれています。このときの流行パターンは、免疫をもたない移民が入ると流行し、開墾が進むことで媒介蚊の生息域が縮小すると、ヒトとマラリアの間に一定の均衡関係が生じて流行が鎮静化し、開発前線が進むと再度流行が起こるという構造をもっていたとされます。

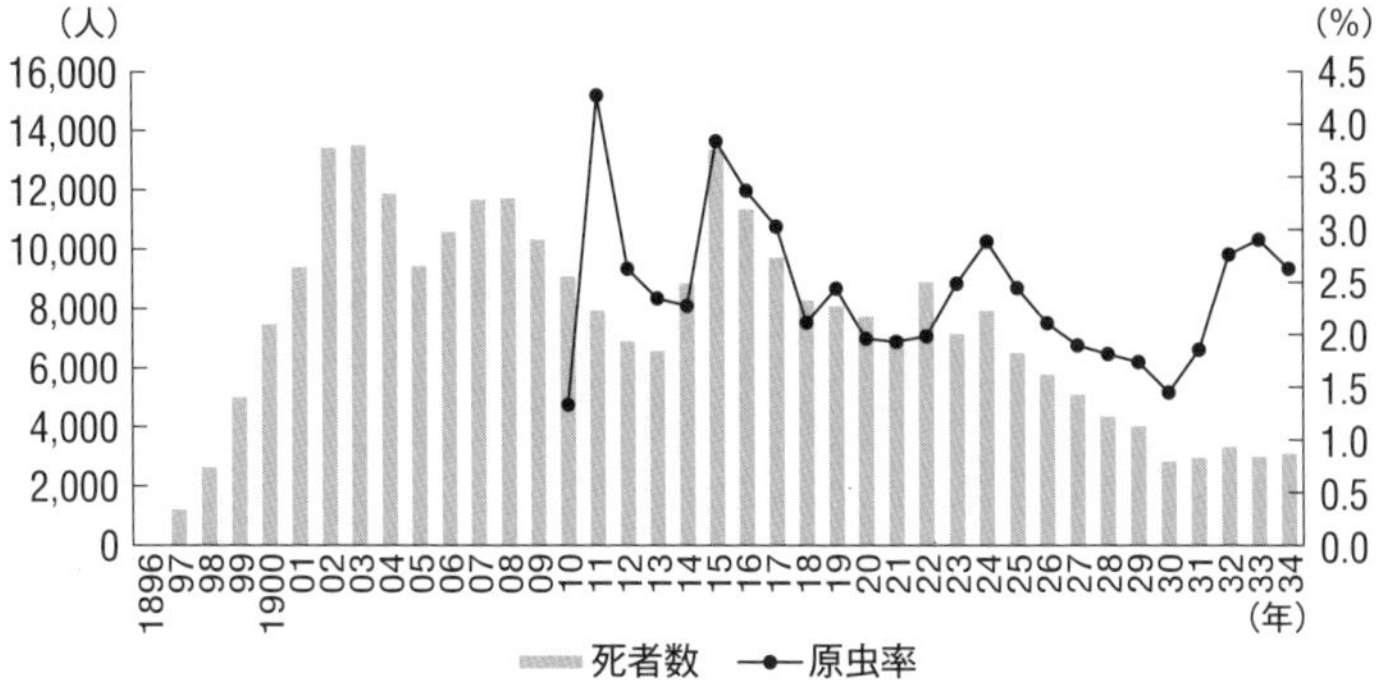

図 8　台湾のマラリアによる死者数と原虫率の推移(1896〜1934 年)

〔出典〕飯島渉『マラリアと帝国』(東京大学出版会、2005 年)、41 頁。

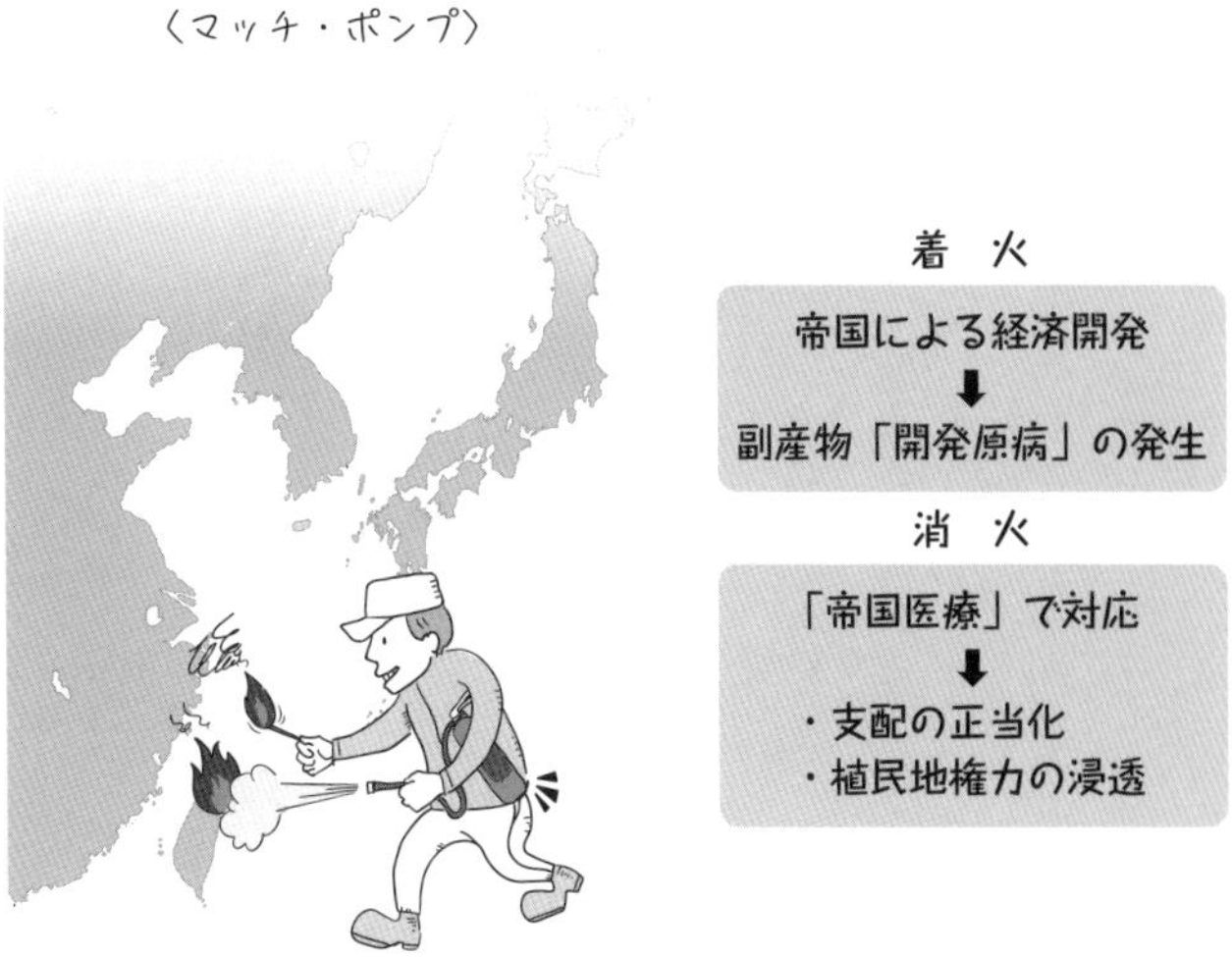

日本統治期に進められた開発政策の中には、開発にともなうヒトの移動、集住、交通の整備などにより、媒介蚊・原虫保有者と未感染者との接触頻度を高めたり、さらには、開発によって媒介蚊の生息に適した生態をつくりだしてしまうといったものもありました。たとえば、台湾には樟脳《しょうのう》の原料となる樟樹(クスノキ)が多く分布していました。台湾での樟脳製造は、清代からおこなわれており、当初は生薬や防虫剤として用いられていましたが、十九世紀にセルロイドの可塑《かそ》剤としての効果が確認され、世界的に需要が高まっており、総督府はこの樟脳事業を政府の専売としました。樟脳の原料であるクスノキの伐採は山地でおこなわれますが、山地に入ってくる伐採作業員は、媒介蚊と接触することで新たな感染者となり、作業のために設けられた窪地は、雨水が溜まると媒介蚊の繁殖地となりました。また、伐採の進展により、日に照らされる場所がふえると、日照のある水辺環境を好む種類の媒介蚊がそこで繁殖しました。平地の開発もマラリアの流行をうながす原因の一つとなることもあったとされます。植民地期の台湾では、日本への移出のための米穀増産事業がおこなわれましたが、水稲栽培をおこなうための水利事業や水田開発もまた、ヒトと媒介蚊との接触機会の増加や、蚊の好む環境をつくりだすことにつながる場合があったとされます。

このように、植民地の開発政策の中には、マラリアの流行に有利に働くものもありました。植民地期、マラリア対策の進展により、マラリアによる死者数は減少しました。しかし、一方でそのこと自体が開発政策を後押しした側面もあったとも考えられています。

おわりに

本章では、東アジアのさまざまな時代における人間社会と疫病・感染症との関係を断片的に紹介してきました。本章で紹介したように、地域間の交流や交易、戦争、移民、開発など、さまざまな人間活動が、疫病・感染症の伝播や拡大と関わってきましたが、こうした人間活動は近代以降、よりいっそう大規模化、高速化し、その変化は疫病・感染症の伝播・流行のあり方にも影響を及ぼしました。また、本章では、ペストやマラリアの事例を通して、自然環境と人間社会とのバランスの変化が、ヒトの間での疫病・感染症の発生や流行につながる場合もあったことも紹介しました。人間社会の環境への働きかけ、およびその社会経済的背景を含め疫病・感染症の歴史を考えることは、人類社会と自然環境との関係のあり方を考える糸口の一つとなるのではないか、と思います。

疫病や感染症の流行時に、王朝や朝廷、民間団体などが組織的な力を通じて対応をおこなうことは、古くから東アジア社会にもみられましたが、近代期、東アジア地域では、近代国家の要件の一つとして国家が人々の衛生問題・健康問題に関与するヨーロッパ由来の公衆衛生制度がとりいれられていきます。本章でおもに紹介した中国の事例からは、当時の中国がおかれていた状況を反映し、公衆衛生事業やその一環としての防疫事業が、たんに人々の健康を保護するということだけでなく、より政治的な意味をあわせもっていたことがみてとれました。公衆衛生を歴史的に考えるということには、「衛生」や「健康」が地域や時代によって、どのように意味づけられていたのかを考えることも含まれると思います。そしてこのことは、現代の公衆衛生を考える際にも重要な点であるように思われます。

参考文献

アーノルド、デイヴィッド(見市雅俊訳)『身体の植民地化――十九世紀インドの国家医療と流行病』みすず書房、二〇一九年
安保則夫『ミナト神戸　コレラ・ペスト・スラム――社会的差別形成史の研究』学芸出版社、一九八九年
飯島渉『ペストと近代中国――衛生の「制度化」と社会変容』研文出版、二〇〇〇年
飯島渉『マラリアと帝国――植民地医学と東アジアの広域秩序』東京大学出版会、二〇〇五年
飯島渉『感染症の中国史――公衆衛生と東アジア』中公新書、二〇〇九年
市大樹「天平の疫病大流行」『国際交通安全学会誌』四六巻二号、二〇二一年
市川智生「水際対策の歴史」秋道智彌ほか編『疫病と海』西日本出版社、二〇二一年
諫早庸一「十三〜十四世紀アフロ・ユーラシアにおけるペストの道」『現代思想』四八巻七号、二〇二〇年
ウォーカー、ブレット(秋月俊幸訳)『蝦夷地の征服一五九〇〜一八〇〇――日本の領土拡張にみる生態学と文化』北海道大学出版会、二〇〇七年
岡本隆司『近代中国史』ちくま新書、二〇一三年
奥武則『感染症と民衆――明治日本のコレラ体験』平凡社新書、二〇二〇年

クロスビー、アルフレッド・W（佐々木昭夫訳）『ヨーロッパ帝国主義の謎――エコロジーから見た一〇〜二〇世紀』岩波書店、一九九八年
顧雅文「植民地台湾における開発とマラリアの流行――作られた「悪環境」」『社会経済史学』七〇巻五号、二〇〇五年
香西豊子『種痘という〈衛生〉――近世日本における予防接種の歴史』東京大学出版会、二〇一九年
厚生省医務局『医制百年史』ぎょうせい、一九七六年
小浜正子『近代上海の公共性と国家』研文出版、二〇〇〇年
坂井シヅ『病が語る日本史』講談社、二〇〇二年
坂井建雄『図説　医学の歴史』医学書院、二〇一九年
竹原万雄「明治前期の「衛生知識」普及と感染症対策」『歴史評論』八六一号、二〇二二年
永島剛／市川智生／飯島渉編『衛生と近代――ペスト流行にみる東アジアの統治・医療・社会』法政大学出版局、二〇一七年
永島剛「パンデミックと海港検疫」南塚慎吾／木畑洋一／小谷汪之編『歴史はなぜ必要なのか――「脱歴史時代」へのメッセージ』岩波書店、二〇二二年
野崎千佳子「天平七年・九年に流行した疫病に関する一考察」『法政史学』五三号、二〇〇〇年
福士由紀『近代上海と公衆衛生――防疫の都市社会史』御茶の水書房、二〇一〇年
福士由紀「環境・感染症・公衆衛生――新型コロナウイルス感染症と中国医療社会史研究」歴史学研究会編『コロナ時代の歴史学』績文堂出版、二〇二〇年
福士由紀「肺ペスト流行下の大連」『歴史評論』八五七号、二〇二一年

福士由紀「感染症への認識」歴史学研究会編『「歴史総合」をつむぐ――新しい歴史実践へのいざない』東京大学出版会、二〇二二年
本庄総子「日本古代の疫病とマクニール・モデル」『史林』一〇三号、二〇二〇年
マクニール、ウィリアム・H（佐々木昭夫訳）『疫病と世界史（上・下）』中公文庫、二〇〇七年
見市雅俊『コレラの世界史』晶文社、一九九四年
見市雅俊／脇村孝平／斎藤修／飯島渉編『疾病・開発・帝国医療――アジアにおける病気と医療の歴史学』東京大学出版会、二〇〇一年
曹樹基／李玉尚『鼠疫：戦争與和平――中国的環境與社会変遷一二三〇～一九六〇』山東画報出版社、二〇〇六年
余新忠『清代江南的瘟疫與社会――一項医療社会史研究』中国人民大学出版社、二〇〇三年
余新忠『清代衛生防疫機制及其近代演変』北京師範大学出版集団、二〇一六年
Summers, C. William, *The Great Manchuria Plague of 1910-1911: The Geopolitics of an Epidemic Disease* (New Haven: Yale University Press, 2012).
Rogaski, Ruth, *Hygienic Modernity: Meaning of Health and Disease in Treaty-Port China* (Oakland: University of California Press, 2004).

第三章

統計数値からみる感染症流行の歴史学

永島　剛

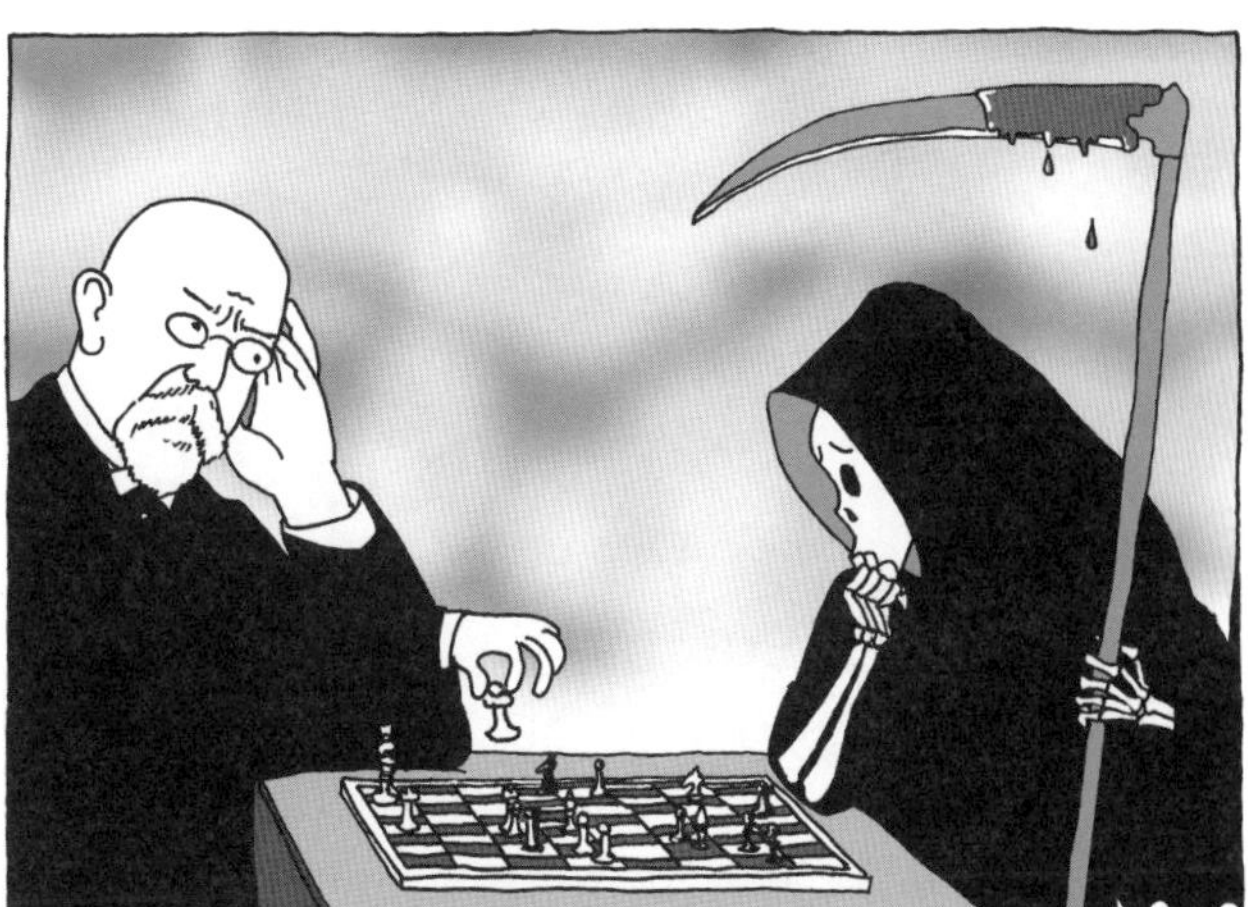

二〇二〇年一月に日本国内ではじめて患者発生が報告されてから、新型コロナウイルス感染症の新規感染者数や死者数が毎日報道され、それらを気にすることが日常となりました。しかし流行が長引くにつれ、「感染者数」「死者数」として報道される数にまつわる問題点もいろいろ認識されるようになりました。

日本では「感染症法」という法律のもと、「二類相当」と指定されたことにともない、新型コロナウイルスへの感染が判明した場合、診断した医師から保健所へ届け出ることになりました。流行のピーク時には平時の対応能力を超え、医療機関や保健所の大きな負担になったことは記憶に新しいところです。診断はＰＣＲ検査などによって確定されることになりますが、検査精度の問題もしばしば指摘されています。感染判明者数が必ずしも患者数ではない、という問題もあります。感染はしていても症状が出ない人もいる。感染していたとしても症状がなければ検査を受けない人もいるわけですから、感染者全員が「感染者数」に計上されているわけではないことになります。

さらに、不幸にしてなくなった人の数も報告されてきましたが、こ

第3章のPoint

・日本やイギリスの歴史の中で、感染症の患者数・死亡数を記録・集計し、公表することが、どのような意図や経緯でおこなわれてきたのかを知る。
・歴史の研究者たちが、感染症の流行を数量的に把握するために着目した、さまざまな史料とは。
・時系列的な人口や感染症流行の変動を数量的に把握することによって、その数量データが、政治・経済・社会・生活・文化史など、歴史理解を深める上で重要な手がかりとなる。

れにもすんなりとはいかない問題があります。たとえば持病（基礎疾患）をわずらっていた方については、コロナウイルスへの感染によって持病が悪化してなくなるというケースが多い。死因を確定するのはやはり医師の仕事ですが、死因をコロナ感染症として報告するのか、それとも、もともとの持病とするのかは、なかなか難しいところかと思います。

病気流行への対策を考える上では、まずはその流行状況を患者数や死者数といった数値によって把握することは重要です。しかし、そうした数値がどのように収集され、いかなる問題点や限界をもっているかを認識することの必要性も、今回のコロナ感染症流行によって浮き彫りにされたように思います。

こうした現在の状況に触発されつつ、この章では、歴史の中で感染症流行の被害者の数が、どのようにとらえられてきたのかに注目してみたいと思います。私の研究上の守備範囲の限界から、イギリスと日本にかたよった話になりますが、数値データを含む史料と、それを使った歴史研究の一端をご紹介しながら歴史の見方について検討しつつ、それが現在を考えることにもつながればと思っています。

PCR検査

PCRとはポリメラーゼ連鎖反応(polymerase chain reaction)のことで、生物のDNAを増幅させ、その配列からウィルスを検出する方法。アメリカの生物学者マリス(Kary Mullis、1943〜2019、ノーベル生理学賞〈1993〉)が1980年代に発明した遺伝子の増殖・感知技術が、その後、犯罪捜査の「DNA鑑定」や感染症診断へ応用されるようになった。

1　中世・近世における疫病データ

ヨーロッパ中世の黒死病

最初に、一三四七年末から一三五〇年代初頭にかけて、ほぼヨーロッパ全域に広まり猛威をふるったとされるペスト流行、すなわち「黒死病」に遡ってみましょう。黒死病は、高校の世界史教科書でも言及されることが多い疫病です。そこで、世界史学習用として定評のある『世界史B用語集』（全国歴史教育研究協議会編／山川出版社）の「黒死病（ペスト）」の項を参照してみます。

「十四世紀後半以降、数度にわたりヨーロッパを襲った疫病。一三四八年頃からの大流行は人口の三分の一を失わせ、農業人口の激減による社会・経済の混乱をまねき、人々の死生観にも大きな影響を与えた。」

ここで注目してみたいのは、ヨーロッパの「人口の三分の一」が死亡したとされていることです。当時は、現代のようにヨーロッパ各国を網羅するような人口や感染症の統計収集がおこなわれていたわけでありません。ではこの「三分の一」はどこから出てきた数字なのでしょうか。端的にいえば、それは断片的に残された局地的な被害状況に関する史料をもとに、歴史家たちによって推計された数値ということになります。

たとえばイタリアのフィレンツェについて、黒死病のさなかに執筆されたことで有名なジョヴァンニ・ボッカッチョの『デカメロン』では、一三四八年の三月から七月までに十万人以上の命が奪われたと記されています。またジョヴァンニ・ヴィッラーニが残した『年代記』によれば、同時期に「五人のうち三人」が死去したといいます（ヴィッラーニ自身、同年中になくなりました）。しかしこうした同時代の人々による記述は、疫病のインパクトを伝えるものとしては参考になりますが、主観的な目撃・伝聞情報に基づいていると考えられる場合には、その数値情報をそのまま信じるわけにはいきません。そこで、行政当局や教会が残した記録をはじめ、さまざまな史料を用いた研究が、歴史家たちによって各都市・地域ごとに蓄積されてきました。

『デカメロン』

人文主義者・作家であるボッカッチョ(1313〜75)の代表作で、イタリア=ルネサンス散文学の最高傑作といわれる。黒死病から逃れた男女10人が語った100編の物語からなり、登場人物の赤裸々な描写から、ダンテの「神曲」に比して「人曲」とも称される。

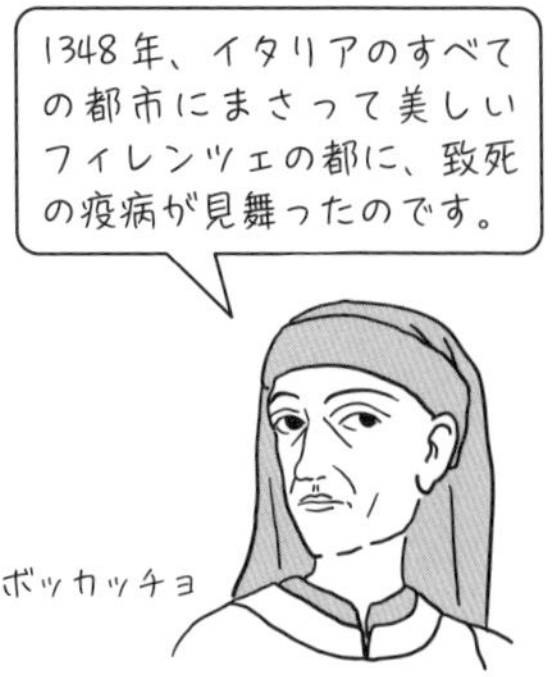

1348年、イタリアのすべての都市にまさって美しいフィレンツェの都に、致死の疫病が見舞ったのです。
ボッカッチョ

ジョヴァンニ・ヴィッラーニ（？〜1348）

イタリア・フィレンツェの銀行家・政治家・歴史家。生年については、1276年とも1280年ともいわれるが不明である。『新年代記』(Nuova Cronica)を著した。

歴史家ロバート・ゴットフリードによれば、ヨーロッパ各地における地域史研究を総合すると、一三四七年から五一年くらいの期間に襲来した流行によってヨーロッパ内の各地で死亡した人の割合は二五〜四五%くらいと推計されているところが多いということです。このまん中をとれば三五%ということで、一三五一年に教皇クレメンス六世のもとでまとめられた三一%（キリスト教人口七五〇〇万のうち、二三八四万人死亡）という数値や、十四世紀後半の年代記作家ジャン・フロワサールの「三人に一人」という記述ともだいたい一致していますす（ただしフロワサールの数字は、中世の年代記作家たちが好んで依拠することの多い新約聖書の「ヨハネの黙示録」から連想されたものである可能性もあるようです）。

これらを踏まえてゴットフリードは、確実な死亡率を知ることは困難としながらも、おおよそヨーロッパ人口の三分の一ほどが死亡したととらえることがさしあたり妥当であると示唆しています。そしてこうした見方が通説として、上述の用語集でも採用されているわけです。

ただし、この「三分の一」説には異論があることにも注意が必要で

ロバート・S・ゴットフリード

アメリカの歴史学者。ラトガース大学教授。専門は中世史。著書に『15世紀イングランドの伝染病』などがある。

ジャン・フロワサール（1337頃〜1405頃）

ヨーロッパ中世の年代記作家。イギリスの宮廷に仕える。彼の年代記は百年戦争前半におけるイギリス・フランスについて知る上で貴重な歴史資料である。

す。歴史研究においては、断片的な史料から各地の人口や死亡数が推計されています。したがって、とくに文献史料があまり残っていない地域については、さまざまな(しばしば、かなり大胆な)仮定を設けつつ推計しているので、その推計の仕方、仮定の設け方によって、だいぶ値が変わってくるということもありうるわけです。たとえばオレ・ヨルゲン・ベネディクトウというオスロ大学の歴史人口学者は、独自の仮定によって各地の死亡率を推計しなおした結果、ヨーロッパの人口の六〇%以上がペストによって死亡したのではないかという結論に達しています。

他方、近年では、文献史料に基づく研究だけでなく、自然科学の立場からの環境史研究も現われてきています。古生態学(paleoecology)という分野では、アダム・イズデブスキを代表者とする研究グループが、ヨーロッパ一六カ国の二六一地点から採取された化石花粉のＤＮＡの痕跡から、黒死病の前後で、その土地が耕作地として継続したのか、それとも人口激減で耕作地ではなくなったかを推測する作業を通じて、黒死病のインパクトを計測することを試みています。それによると、サンプル調査の範囲では、耕作地として継続していたと考えられる土地はけっこう多くて、黒死病による人的な損耗がそれほど大きくなかったと考えられる地域もかなりあったのではないかということです。あくまで暫定的な結論ですが、黒死病期の死亡率は、通説よりも

オレ・ヨルゲン・ベネディクトウ(1941〜　)

ノルウェーの歴史学者。オスロ大学教授。疫病、とくに黒死病に関する研究で知られる。

低かった可能性を指摘しています。

黒死病による死亡割合についていくつかの説をご紹介しましたが、ここでの主旨は、どの数値が正しいのかを論じることではなくて、実は通説となっている「三分の一」というのは必ずしも確定的な数字ではなくて、異論を唱えている研究者もいる。つまりいまだに論争の対象となっている数値だということです。そうした論争を通じて、黒死病当時の社会のあり方に関する知見も更新されてきている。そうしたことを踏まえることが、歴史を学ぶ上では、数値に関する結論だけに飛びつくよりも有意義ではないか、ということです。

近世の疾病統計――ロンドン死亡表

ヨーロッパでは、一三四七年に始まる黒死病流行の波は一三五〇年代初頭にいったん収束しました。しかし、その後も三世紀以上にわたってペスト流行がくりかえし起こり、十四世紀半ばほどの壊滅的な被害規模にはならなかったものの、近世においても疫病はいぜんとして脅威でした。ここでは近世イギリス(イングランド)に関して、疫病被害の数量情報を含む史料をみてみたいと思います。

そこでご紹介したいのが、**図1**の「ロンドン死亡表(London Bills of Mortality)」という史料です。ペストをはじめとする流行病の把握を目的に、ロンドン・シティ周辺の教区ごとの死者数、死因ごとの死者数が週ごとに集計された表で、いつから作成されていたかははっきりしないのですが、歴史家ポール・スラックによると、一五一九年に始まっていた可能性があるということです。こうした死亡表作成の先行例は北イタリアにあって、フィレンツェでは一三八五年、ミラノでは一四五二年から、そうしたものが作成されていたようです。

また、同じイングランド内では、ノリッジ、ブリストル、チェスター、ヨーク、ニューカッスル、オクスフォードといった当時の他の主要都市でも死亡表がつくられていました。しかしこの中でなぜロンドンの死亡表がとくに興味深いのかといえば、ロンドンでは、一六〇三年から、死亡表の週報が印刷されて、一般に頒布されるようになったからです。

当時の行政の基礎単位は「教区(parish)」でしたが、各教区の書記(parish clerks)からあがってきた情報を、「ロンドン教区書記組合(Company of Parish Clerks)」という同業者ギルドで集計して、ロンドン市長(Lord Mayor)からの公認も受けて出版されていたのです。

では、**図1**の一六六五年八月八日から十四日の週のロンドン死亡表をみてみましょう。一六六五年は、イギリスでは最後となるペスト大流行が起きた年です。

この週表の関心の中心がペストにあったことは、表の下部に改めて男女別のペスト死者数が記載されているのと、ペストが発生した教区と発生していない教区の数が書かれていることからもわかります。ただし、やはりその数値をそのまま信用してよいわけではありません。これについては、『ロビンソン・クルーソー』の作者として有名なダニエル・デフォーが言及しています。デフォーは子ども

ギルド

11世紀以降、ヨーロッパの都市で結成された職業を同じくする人たちの組合。手工業者のギルドをツンフトともいう。

ポール・スラック（1943〜　）

イギリスの歴史学者。オクスフォード大学教授。専門は近世社会史。著書に『変貌するイングランド都市1500〜1700年——都市のタイプとダイナミックス』（共著、三嶺書房、1989年）など。

図1の「ロンドン死亡表」について

この死亡表は死因別に集計されています。大流行さなかのこの週、もっとも数が多かった死因はやはり「Plague（ペスト）」で、3880人にのぼっています。Buried（死亡〈埋葬〉）の総数が5319ということですので、その約73%がペストでなくなったことになります。「Flox and Smallpox（天然痘）」「Consumption（消耗病。肺結核などが含まれると思われる）」「Spotted Feaver and Purples（発疹チフスか？）」など、他の感染症とおぼしき死因もみえます。「Feaver（熱病）」もその多くは感染症と想像されますが、はっきりとはわかりません。

その他にも、「Aged（老衰）」「Infant（乳児死亡）」など年齢と結びつけられた死因や、あるいは「Stilborn（死産）」「Childbed（産褥熱）」など出産に関係する死因がみられます。「Convulsion（痙攣）」のように、症状で分類されているものもあり、それらが今日でいうどんな病気かを特定することはできないものも多くみられます。そもそもこうした死因の診断は、当時の正統医学の従事者（内科医・外科医など）ではなく、医学を学んだ経験のない調査員（'searchers'）によってなされていたようです。

The Diſeaſes and Caſualties this Week.

Abortive	6	Kingſevil	10
Aged	54	Lethargy	1
Apoplexie	1	Murthered at Stepney	1
Bedridden	1	Palſie	2
Cancer	2	Plague	3880
Childbed	23	Pluriſie	1
Chriſomes	15	Quinſie	6
Collick	1	Rickets	23
Conſumption	174	Riſing of the Lights	19
Convulſion	88	Rupture	2
Dropſie	40	Sciatica	1
Drowned 2, one at St. Kath-Tower, and one at Lambeth	2	Scowring	13
Feaver	353	Scurvy	1
Fiſtula	1	Sore legge	1
Flox and Small-pox	10	Spotted Feaver and Purples	190
Flux	2	Starved at Nurſe	1
Found dead in the Street at St. Bartholomew the Leſs	1	Stilborn	8
Frighted	1	Stone	2
Gangrene	1	Stopping of the ſtomach	16
Gowt	1	Strangury	1
Grief	1	Suddenly	1
Griping in the Guts	74	Surfeit	87
Jaundies	3	Teeth	113
Impoſthume	18	Thruſh	3
Infants	21	Tiſſick	6
Kild by a fall down ſtairs at St. Thomas Apoſtle	1	Ulcer	2
		Vomiting	7
		Winde	8
		Wormes	18

Chriſtned { Males 83, Females 83, In all 166 } Buried { Males 2656, Females 2663, In all 5319 } Plague—3880

Increaſed in the Burials this Week—1289

Pariſhes clear of the Plague—34 Pariſhes Infected—96

The Aſſize of Bread ſet forth by Order of the Lord Maior and Court of Aldermen,
A penny Wheaten Loaf to contain Nine Ounces and a half, and three half-penny White Loaves the like weight.

図1　ロンドン死亡表(死因別：1665年8月8〜14日)

の頃にこのときのロンドン・ペスト大流行を経験したのですが、後年の取材に基づき、一七二二年になって『ペスト年誌』(*A Journal of the Plague Year*)という書物を出版しました。この中で、死亡表は「あてになる記録とはいえない」と述べられています。というのも、流行襲来の恐怖と混乱の中で、埋葬される遺体の数を記録に残す暇《いとま》はなかったし、教区の役人にも被害者や逃避者が多発していたからだということです。つまり大流行時の死亡週表におけるペスト死者数は過少計上の可能性が高いというわけです。

とはいえ、いろいろ問題点はありながらも、疫病の被害規模を知る上で死亡表が貴重な史料であることはまちがいありません。一六六五年の死亡表における「ペスト」による埋葬数の年間の合計は八万を超え、当時のロンドン・シティおよび周辺部の推計人口を約四六万人とすると、同年に人口の一七%以上がペストでなくなったという計算になります。

ロンドン死亡表の背景

たんに数値に注目するだけでなく、こうした死亡表がなぜ、どのよう

ダニエル・デフォー
(1660～1731)

イギリスの小説家。名誉革命後、政治的著作を数多く執筆。ジャーナリストとしても活躍し、晩年に『ロビンソン・クルーソー』など多数の小説を残す。

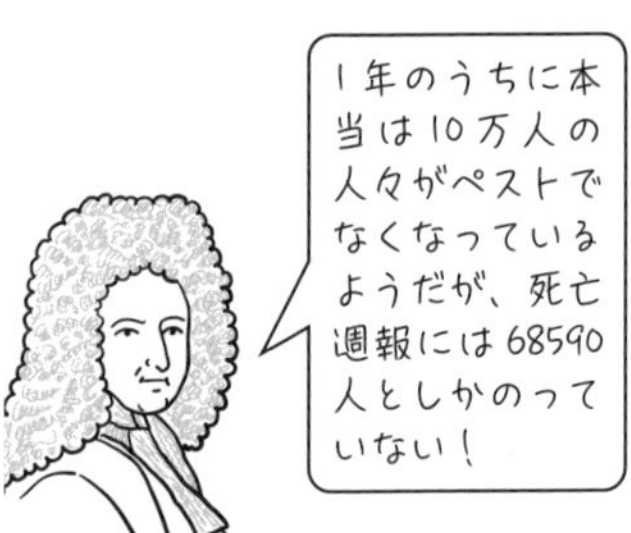
1年のうちに本当は10万人の人々がペストでなくなっているようだが、死亡週報には68590人としかのっていない!

に作成され、さらにはどうして印刷・頒布されるようになったのかを考えることも興味深いと思います。なぜ死亡表は週報として頒布されるようになったのか。その大きな理由は、コロナ禍のもと、われわれがコロナ感染症の患者数・死者数を気にするようになったように、死者数によってペスト流行状況を把握したいという欲求が、当時の人々にもあったからではないでしょうか。

十七世紀ヨーロッパは、気候の寒冷化、飢饉、戦争、そして疫病があいつぎ、「危機の時代」だったといわれています。イギリス国内でも、内乱・政変があり、政治・社会的には不安定だった中で、疫病もたびたび流行しました。ペストは

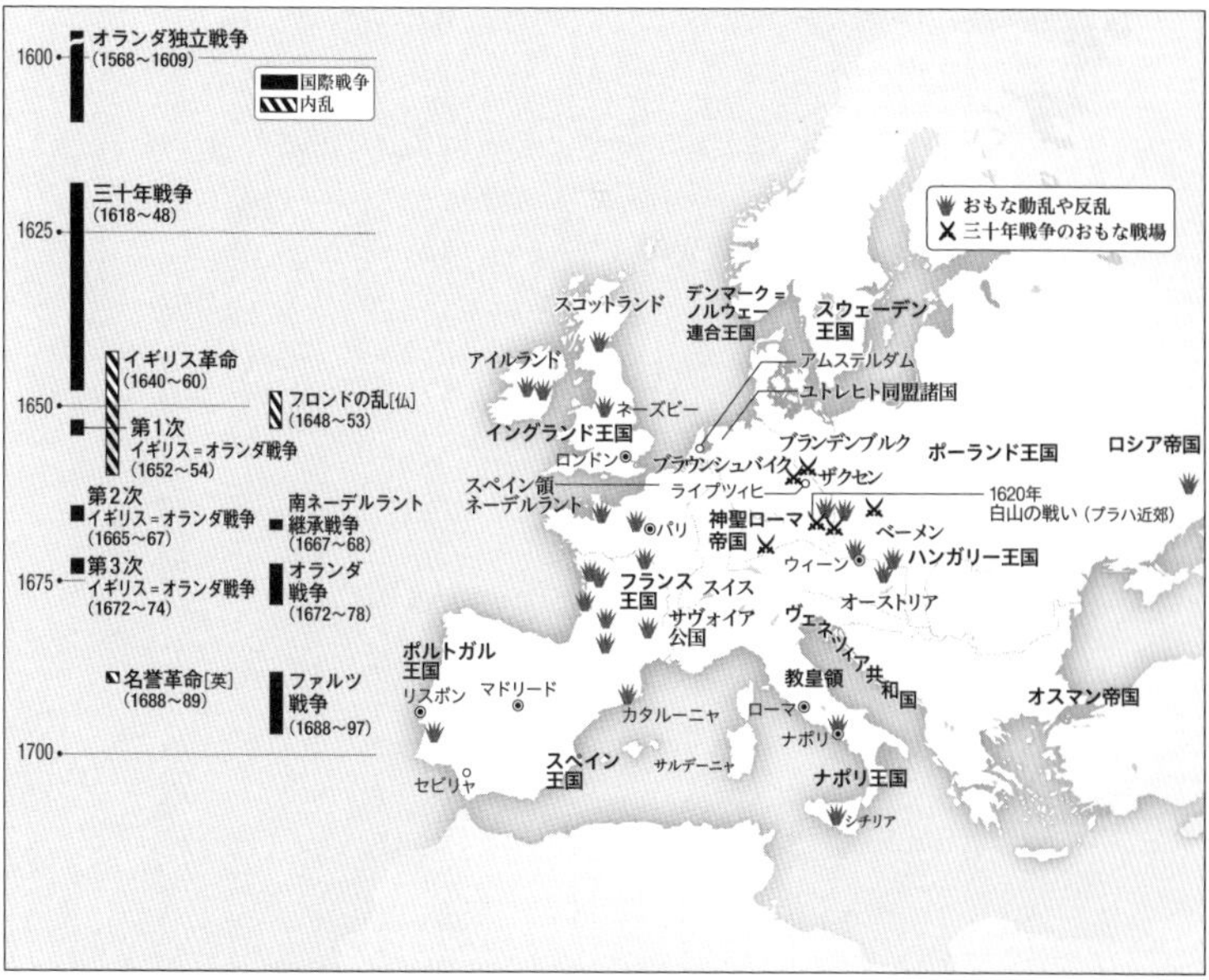

ヨーロッパ「17 世紀の危機」

一六〇三年、二五年、三六年、六五年に始まる大流行があり、そのほかにも発疹チフス、天然痘、マラリアなどの流行がしばしば起きていました。中世以来の共同体的秩序が弛緩《しかん》して、農業経営の大規模化をめざす「囲い込み」などがおこなわれたこともあり、農村を離れざるをえなくなった貧民もふえて、社会の流動化が進んでいた時期でもありました。一方、国内外で商取引が活性化し、その結節点となっていたロンドンには多くのモノや人が集まり、地方との往来もふえつつありました。ロンドン・シティとその周辺部は、一六六五年ペスト大流行の直前までに、五〇万人近い人口規模の都市域となっていました。

こうした物流・人流面での流動化により、ロンドンで疫病が発生した場合、それが地方にも伝播するリスクは高まることになりました。ロンドン死亡表は、ロンドン住民はもとより、地方の有力者たちからの需要があったといいます。疫病が自分たちのコミュニティに波及するかしないかを、ロンドンのデータをみながら推しはかろうとしていたことが考えられます。

国際貿易の関係者たちも疫病情報に敏感でした。というのも、ペスト流行地からの船舶は、検疫のため数週間停船を余儀なくされ、それが商売に多大に影響する可能性があったからです。ロンドンのペスト発生状況を注視するため、この死亡表を入手する内外の商人も多かったと考えられます。ちなみに、当時の海港検疫は国際的緊張の要因にもなっていました。たとえば第二次英蘭戦争の直前の一六六三年、アムステルダムでペスト患者が発生したことを受けて、イングランド政府は、アムステルダムからの商船(多くはオランダ船)を三〇日間の停船検疫の対象とし、これにオランダ政府が反発するという事態が起きていました。当時の重商主義国家間の対立要因となっていた保護主義政策としては、航海法や関税がとりあげられることが多いですが、検疫もまたその一つだったというわけです。

十七世紀後半から十八世紀にかけて、市民間での「有用な知識(useful knowledge)」の伝播において、新聞メディアや社交の場としてのコーヒーハウスなどが役割を担うようになっていました。疫病に関する情報も、そうした場でやり取りされる重要な情報分野だったことが考えられます。つまり情報への需要があったからこそ、死亡表は印刷され頒布されたと考えられるわけです。平民出身ながら一六六五年大流行時には官僚として出世しつつあったサミュエル・ピープスも、ロンドン死亡表を毎週チェックして流行情報の把握につとめていたことを日記に書きとめています。

ロンドン死亡表を使用した同時代の学術研究としては、ジョン・グラントの『死亡表に関する自然的および政治的諸観察』(*Natural and Political Observations Made Upon the Bills of Mortality.* 初版一六六二年)があります。グラントの研究は、ペスト流行の季節性や、流行後の移入によるロンドンの人口回復パターンなど

ジョン・グラント(1620〜74)

イギリスの政治算術家。ペスト禍に見舞われたロンドンで、教会の資料を基にした死亡統計表を分析し、人口現象に規律性のあることを明らかにした。

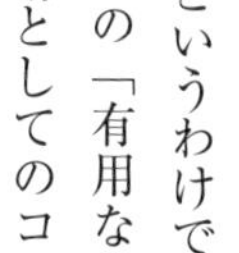

を析出し、イギリスにおける疫学・人口統計分析の先駆となりました。グラントは、ウィリアム・ペティとともに、国家のありさまを数量的に示し、そこから国家政策を考える「政治算術」の祖ともみなされる人物です。彼らの政治算術において、健康な人口の維持は、国力にとってとくに重視されていました。経済活動の担い手となる人々の命が疫病によってうばわれることは国家にとって損失であり、その損失を最小限にとどめる政策を考えるためにも、まずは疫病による被害を統計的に把握することは重要と考えられたのです。

教区簿冊

ロンドン死亡表のように、数値の信頼性には問題がありながらも、継続的に疾病統計が残っているケースは多くありません。死亡表が残っていない時期や地域での疫病による被害状況をとらえるためには、他の史料を参照する必要があります。教会や行政の記録から個人の手記・手紙にいたるまで、断片的ではあっても被害状況を示唆する史料はいろいろありえますが、ここではこれまで歴史家たちによって時系列的な定量分析に使用されてきた史料群を二つほど簡単にご紹介しておきたいと思います。

一つは教会裁判所(ecclesiastical court)で検認された遺言書(wills)です。疫病によって命を失うかもしれないと感じたとき、遺族への財産配分などを記した遺言書を準備するとすれば、その数が平年より多い場合、その年にペストなどの疫病が襲来した可能性を探知できるというわけです。もちろん、すべての人が遺言書を残すわけではないし、実際にその人がなくなったことを意味するわけではないので、遺言書の数自体が疫病による死亡数を表すわけではありません。とくに、残すべき資産のない経済的に貧しい人たちには関係ない話です。しかし史料がとぼしい近世初期までの時期に関しては、こうした遺言書の数が、疫病の頻度や影響範囲を推論するために歴史家たちによって参照されてきたのです。

もう一つの史料群は、教区簿冊《ぼさつ》(parish registers)です。ヘンリ八世(在位一五〇九~四七)によるイングランド国教会のカトリックからの分離独立(一五三四年)を受け、イングランドでは一五三八年以降、各教区の教会で洗礼、婚姻、埋葬の記録がとられるようになりました。その記録簿を教区簿冊と呼んでいます。ロンドン死亡表も教区の情報をもとにしたものでしたが、死亡表は当時の人々がペストなどの死者数を知りたいという明確な意図をもって作成された統計でした。しかし、こちらは日常的な記録ですから、これから何かを知るには、歴史研究者が名寄せをしたり、集計したり、いろいろ分析しなければなりません。

教区簿冊の埋葬記録を集計することで死者数がわかるわけですが、非国教徒はカバーされていない場合があるという難点があります。ペスト患者の教区墓地への埋葬が忌避される場合もあったようで、とくにペスト流行時の埋葬数記録は実際の教区内死亡数よりも少なかった可能性があります。また、いわゆるピューリタン革命(一六四二~四九年)から王政復古(一六六〇年)までの期間は国教会の活動が抑圧されていたため、そこで記録の断絶があり、多くの場所でそれ以前の教区簿冊は失われてしまいました。このように教区簿冊に関してもいろいろ注意すべき点は多いのですが、疫病による死亡率を推論する上では、かなり有力な史料であるといえます。

　教区簿冊を主要史料として発展してきたのが、歴史人口学（historical demography）です。フランスのアナール学派の動向とも連動しながら、イギリスでの研究の中心となってきたのは、ピーター・ラスレットやトニー・リグリィらに率いられた「ケンブリッジ・グループ」（The Cambridge Group for the History of Population & Social Structure, 一九六四年創設）と呼ばれる研究グループでした。歴史人口学においては、死亡（埋葬）のみならず出生（洗礼）や婚姻のデータも分析対象とし、人口変動のあり方とその要因の探究が進められてきました。

　教区簿冊を使った研究によれば、イングランドでは十八世紀の前半までは、年次の死亡数の乱高下の幅が大きく、死亡数が出生数を上回る年もしばしばありました。ペストは一六六五～六六年の大流行を最後に沈静化しましたが、冷害による食糧不足などとも連動した天然痘や発疹チフスといった急性感染症の突発的大流行が、死亡数の急増を生じさせて

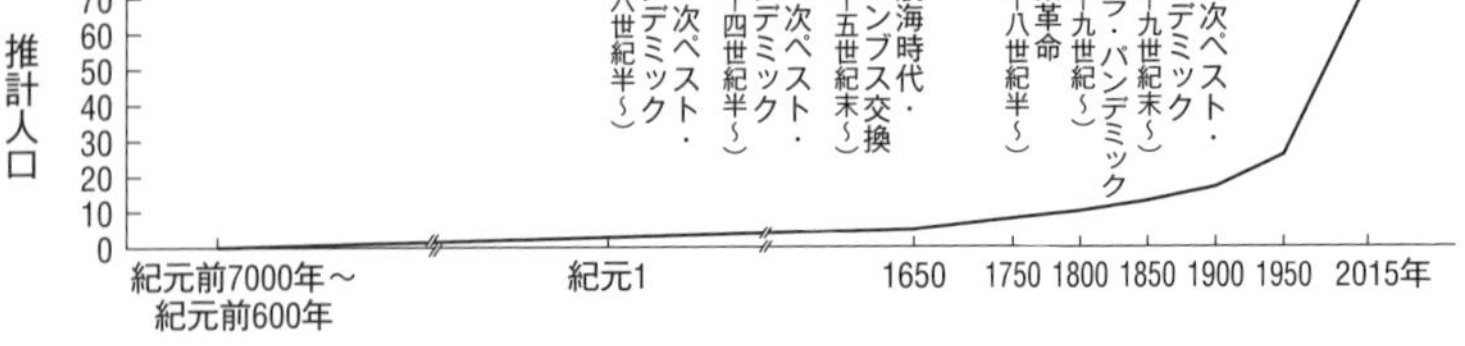

世界人口の趨勢のイメージ

〔出典〕国立社会保障・人口問題研究所「人口統計資料集（2015 年版）より作成。

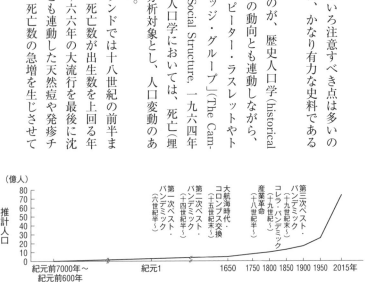

いたと考えられます。しかし十八世紀後半には、乱高下の幅は小さくなり、人口に対する死亡率の水準の低下傾向がみられるようになりました。その要因はいろいろありえますが、急性感染症の突発的大流行による死亡危機の頻度の減少が寄与していたことは確かです。

日本における疾病の記録

近世日本に関しても、イギリスの教区簿冊に匹敵するような史料群があり、歴史人口学の研究が進められてきました。その史料とは、「宗門人別改帳」です。キリシタン禁止のための宗門改《しゅうもんあらた》めと賦役を課すための人別改《にんべつあらた》めの双方を目的として十七世紀後半に制度化されたもので、原則的には毎年、各世帯の構成員の名前、年齢、宗派などを記載することになっていました。いわば江戸時代の住民台帳です。

疫病などの動向を知るために、死亡数のカウントがより容易な史料としては「寺院過去帳」もあります。寺院の住職による、戒名・俗名、死亡年月日、享年などを記した檀家の人々の死亡記録です。こうした史料が残っている時期・場所については、死亡率の推計ができます。死亡数が通常より多い年には、疫病をはじめ何らかの災害が起きた可能性もあるわけです。ただ過去帳に死因が記載されていることはまれで、疫病だとしても、何の病気かまではよくわからないことが多いということです。

近世までの日本に関しては、ロンドン死亡表に比類するほどの、長期間にわたる系統的な疾病・死因統計は残っていないということで、やはり、史書や日記、あるいは局地的に残されている災害記録などが主要史料となるので、疫病による死亡数などを長期間・広範囲にわたって定量的に明らかにすることはなかなか難しいようです。

古今の文献資料から疫病に関する記述データを集積した古典的研究としては、富士川游《ふじかわゆう》『日本疾病史』(初版一九一二年)があります。『日本書紀』以来のいろいろな文献から疫病に関する記述を集めたもので、痘瘡《とうそう》(天然痘)、水痘、麻疹、風疹、コレラ、流行性感冒(インフルエンザ)、腸チフス、赤痢などの流行が、いつ、どこで、どのような頻度で起きたのかを考える上で重要な手がかりを提供しています。この富士川の研究は、疫病のグローバル・ヒストリー研究の先駆ともいうべきウィリアム・H・マクニール『疫病と世界史』(原題 *Plagues and Peoples*, 一九七六年)でも参照されています。

2　近代イギリスの疾病統計

近代疾病統計の始まり

イギリス(イングランドとウェールズ)における近代的な統計制度は、一八三六年

富士川游(1865〜1940)

医学者、医学史家。広島医学校卒、保険医となるかたわら中外医事新報社に入社。1904年『日本医学史』を著す。日本医史学会を創立。

の「出生・死亡及び婚姻登録法」に基づき、出生・死亡・婚姻の届出が義務化されたことに始まります。この法律により、住民登録総局（General Register Office）という役所が創設されました。

すでにみたように、それまでも教区簿冊に洗礼や結婚、埋葬の記録がとられていたわけですが、基本的にはイングランド国教徒しか登録されないという難点がありました。しかし十九世紀前半、非国教徒、つまりカトリック教徒や、国教徒以外のプロテスタントたちの立場にも配慮する政治・社会的な改革の動きがありました。それと連動して人口動態登録制度も脱宗教化され、近代的な全国制度として成立したとみることもできます。

感染症被害の数量的把握という観点からは、この登録制度の創設時、死亡届出の書類に「死因」を記載する欄が設けられたことが重要です。届出のあった死因を集計することによって、何の病気でどれくらいの人がなくなったのかを、死亡表がつくられていたロンドンのみならず、全国的に調べることができるようになりました。

住民登録総局は、たんに出生・死亡・結婚などの届出を受けつけるだけでなく、内部に統計を作成する部門も設け、集計・分析も担うようになりました。主任統計官には、医師資格をもつ医事統計の専門家であるウィリアム・ファーが就任しました。ファーの主導のもと、住民登録総局が毎年発行するようになった人口動態に関する報告書は、イギリスの公衆衛生史の貴重な基本史料となっています。

感染症の流行状況を把握するためには、その病気を死因とする死者数に加え、感染者数ないし患者数のデータがあることも望ましいわけですが、イギリスで急性感染症の患者数の統計収集が可能になるのは、死因統計よりもだいぶ遅く、十九世紀末になってからでした。一八八九年の「感染症届出法」という法律により、天然痘、コレラ、腸チフス、猩紅熱《しょうこうねつ》、ジフテリアなどの急性感染症に限って、住民から患者発生の届出をさせる権限が、地方自治体に付与されました。ただし当初は、これを導入するかは自治体の決定に任されました。これは、届出制が個人のプライバシーの問題に関わっていたことや、中央政府からの一方的な強制が地方自治を阻害する懸念などに配慮されたためでした。その後、任意でこの届出制を実施した自治体で大きな問題は生じなかったことから、一八九九年に全国一律での施行が決まりました。

この感染症届出制の導入の背景には、一八八〇年代に病原菌の発見があいついで、感染者を特定した上で、隔離や消毒などの措置を適用する必要性への認識が高まったということがありました。ただイギリスでは、一八六六年を最後にコレラの大流行はとだえ、他の急性感染症もすでに減少のきざしをみせていたので、この届出義務化が急がれなかったという事情もあったかと思います。

さらにはイギリスにおける自由主義的な風潮が、政府による個人領域への介入を意味する届出義務化に慎重だったことに関わっていた点も興味深いところです。疾病統計の成立の背景に、政府と市民社会、個人領域との関係性をみてとることもできるというわけです。

コレラの疫学的分析

イギリスは産業革命を経て、十九世紀中頃までに「世界の工場」と呼ばれる存在となりました。しかしそうした経済発展が、人々の健康状態の一般的な改善にそのまま帰結したとはいえません。教区簿冊と住民登録総局の統計をもとにした推計によれば、十八世紀末に始まっていた死亡率の低下傾向は、十九世紀前半にはいったん停滞したとみられます。それには、急激な人口増加にともなう都市での衛生状態の劣悪化や労働条件の変化が関係していました。不衛生な生活環境は、感染症の蔓延を助長したことも考えられます。

当時のロンドンのテムズ川の衛生状態の悪さは、風刺画にもなっています。**図2**は『パンチ』という雑誌に、一八五五年に掲載されたものです。左側の化け物然とした男性が、テムズ川が擬人化された〝テムズ父さん〟(Father Thames)です。有名な科学者マイケル・ファラデー

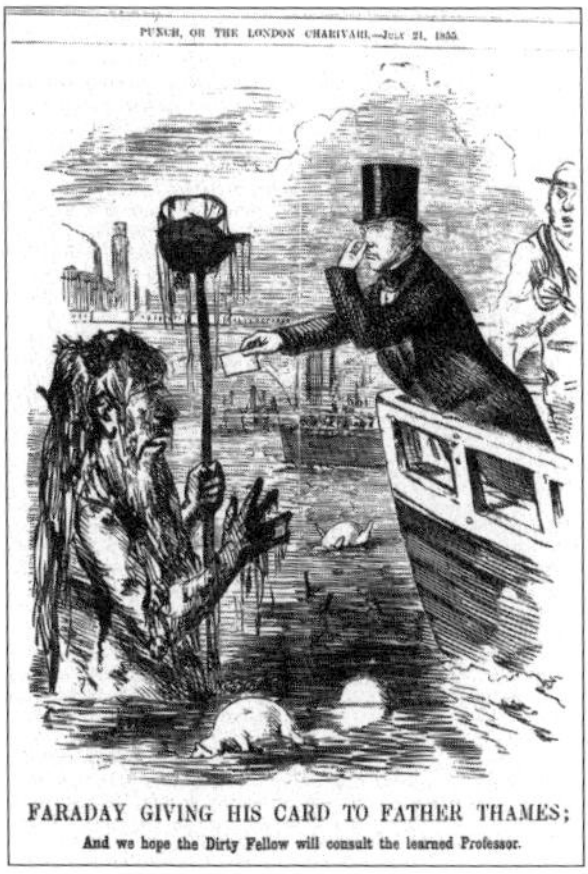
PUNCH, OR THE LONDON CHARIVARI.—JULY 21, 1855.
FARADAY GIVING HIS CARD TO FATHER THAMES;
And we hope the Dirty Fellow will consult the learned Professor.

図2　テムズ父さんに名刺を渡すファラデー
〔出典〕*Punch*, July 21, 1855

が、テムズ川の汚染調査をすることになって、テムズ父さんに名刺を渡そうとしていますが、あまりの悪臭に鼻をつまんでいます。十九世紀中頃当時は、汚染状態から発する「瘴気《しょうき》（ミアズマ）」が、病気を蔓延させる主因であるとする考えが優勢でした。人々はおそらく臭気を通じて、「瘴気」を実感していたのではないかと想像されます。

こうした劣悪な衛生環境のもと、腸チフス、感染性下痢症、ジフテリア、肺結核など常在型の感染症の流行も深刻でしたが、わけても致死率が高く脅威となったのは、海外から伝播して突発的な大流行を引き起こしたコレラでした。イギリスでは一八三一〜三二年、一八四八〜四九年、一八五三〜五四年、一八六六年の計四回、大流行が起きました。

このうち一八四八〜四九年以降が、住民登録総局による近代的統計創始後のコレラ大流行です。もちろん細菌学興隆前の十九世紀中盤、コレラ菌の存在は知られておらず、コレラを死因とする死者数が必ずしも正確とは限りません。それでも、国内各地のコレラ死亡率を算出できるようになったことで、どのような場所で、あるいはどのような人々の間で、流行がもっとも深刻なのかをとらえる重要な根拠となりました。

図3のグラフは、住民登録総局のデータで作成した一八四九年コレラ流行時のロンドンの地区別のコレラ死亡率データです。三一地区のデータが、死亡率の高い順に左から並べてあります。同じロンドンの中でも、コレラの被害状況には地区によって差があったことがわかります。グラフ左側の死亡

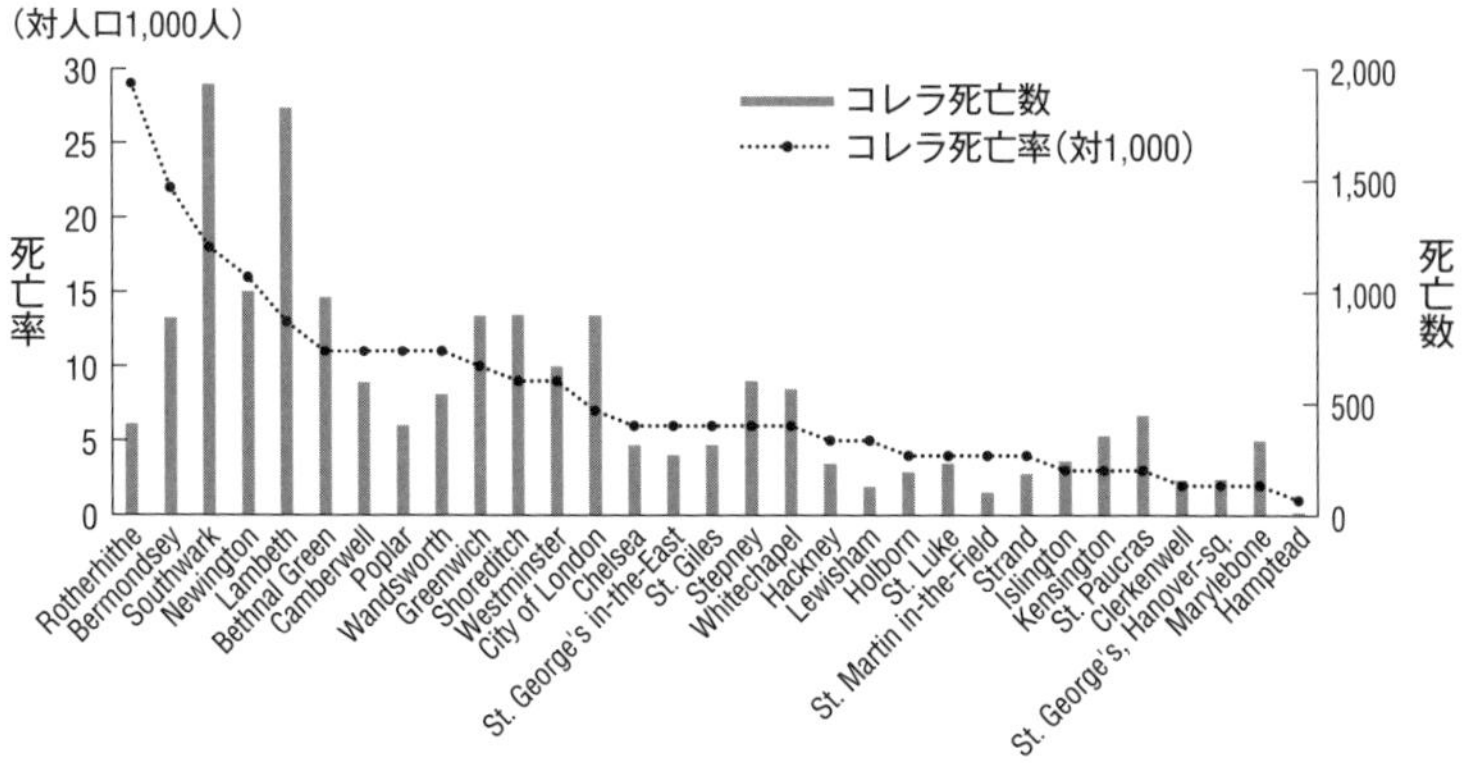

図3　ロンドンの地区別コレラ死亡報告数と死亡率(対人口1,000人)1848〜49年

〔出典〕The General Board of Health, *The Report of the General Board of Health on the Epidemic Cholera of 1848 & 1849* (London: Her Majesty's Stationary Office, 1850).

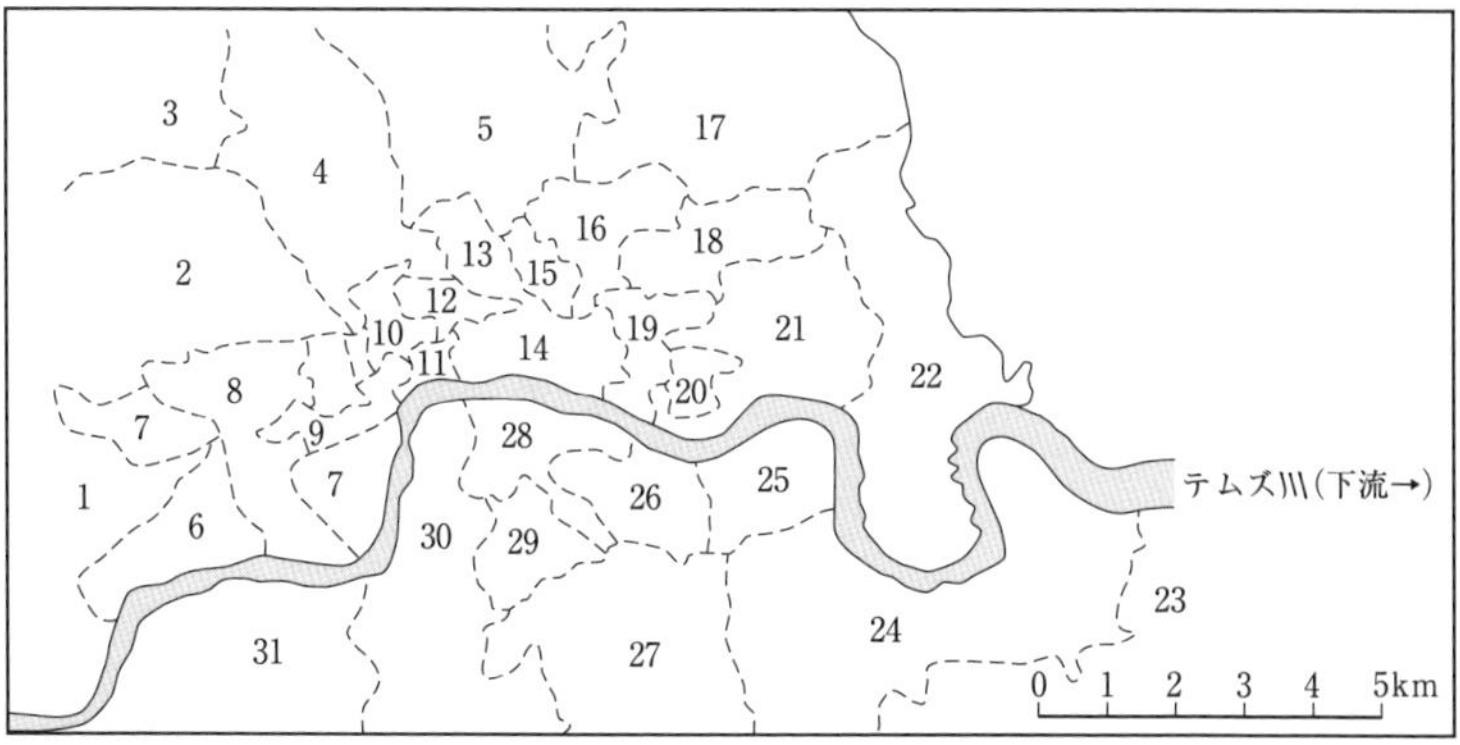

1 Kensington
2 Marylebone
3 Hamptead
4 St. Paucras
5 Islington
6 Chelsea
7 Westminster
8 St. George's, Hanover-sq.
9 St. Martin in-the-Fields
10 St. Giles
11 Strand
12 Holborn
13 Clerkenwell
14 City of London
15 St. Luke
16 Shoreditch
17 Hackney
18 Bethnal Green
19 Whitechapel
20 St. George's in-the-East
21 Stepney
22 Poplar
23 Lewisham
24 Greenwich
25 Rotherhithe
26 Bermondsey
27 Camberwell
28 Southwark
29 Newington
30 Lambeth
31 Wandsworth

図4　ロンドンの住民登録局の地区区分(1850年頃)

率ワースト一〇をみると、テムズ川の南側の地区が八つ入っており、残りの二つはテムズ川の北側、シティよりも東側の、いわゆるイースト・エンドの地区となっています（地区の場所は**図4**を参照）。

なぜこうした死亡率の差が生じているのか。住民登録総局の主任統計官ファーは、都市内の土地の標高差に注目し、テムズ川沿いの低地に「瘴気」が滞留しやすいことが、コレラを多く発生させているると分析しました。こうした「瘴気」を要因とする見方は、エドウィン・チャドウィックをはじめ当時の政府の主導的な衛生政策担当者の認識とも共通するものでした。今日からみると正確な認識とはいえないわけですが、「瘴気」の発生源の除去を目的に、汚物処理システムの構築や上下水道整備など、都市の衛生環境改革が促進されました。

コレラの感染経路についてのより正確な認識は、在野の医師であったジョン・スノウによって示されました。スノウは一八四九年流行時に、綿密な実地調査の結果、ロンドンのソーホーと呼ばれるエリアの、ブロード・ストリートに設置された同じ井戸からの水を使っていた世帯でコレラ患者が頻発していることに気づき、コレラの水系感染を疑うようになりました。

そして水系感染説を裏づけるため、スノウは上水道に注目しました。当時ロンドンでは、複数の民間水道会社が給水事業をおこなっていました。**図5**は、スノウが一八五五年に出版した研究書に出てくるロンドンの地図です。原版ではカラーであったものを白黒にしたのでみづらいですが、水道会社の給水区域によって色分けされています。スノウは、これを一八五三〜五四年コレラ流行時の住民登

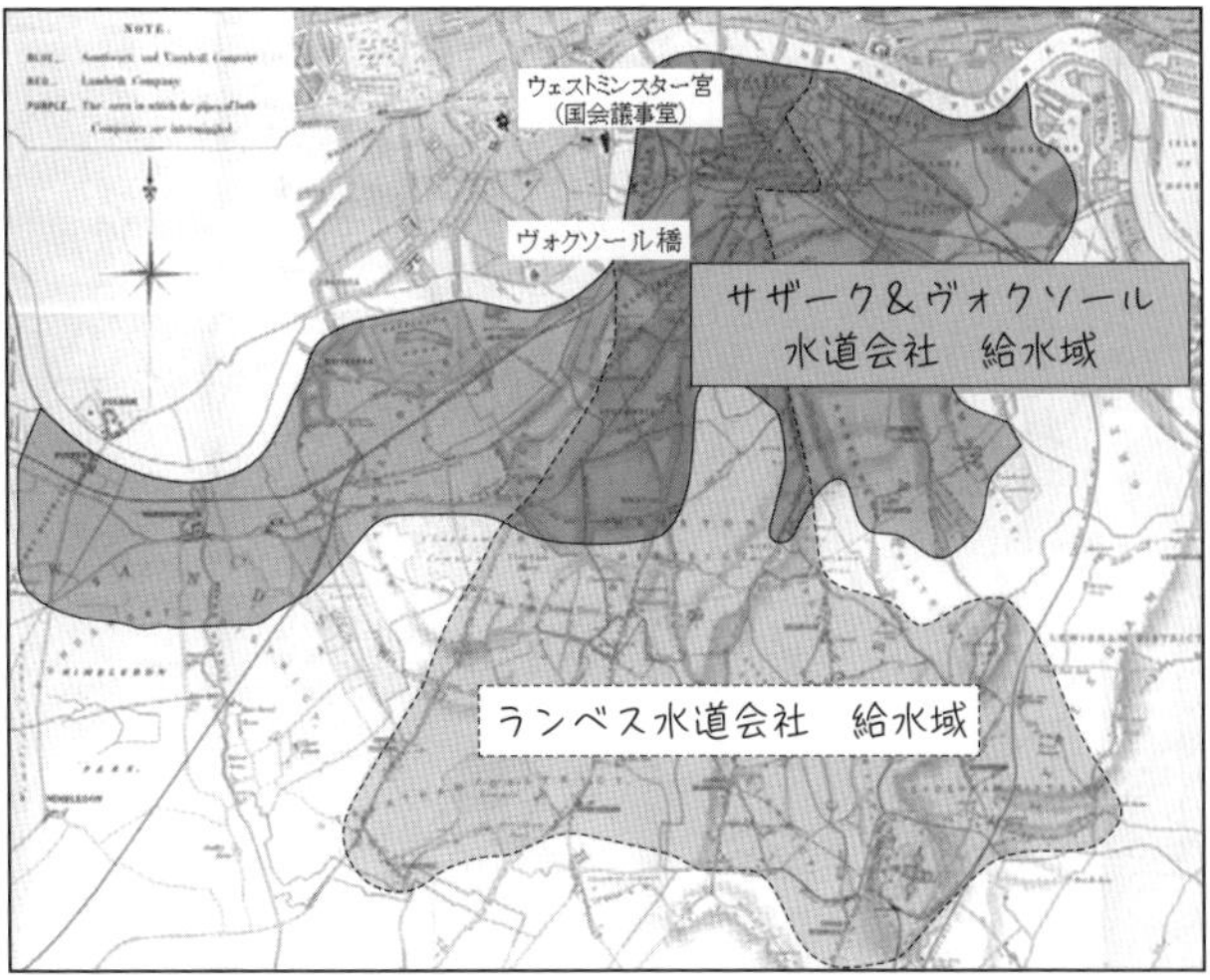
ウェストミンスター宮
(国会議事堂)
ヴォクソール橋
サザーク&ヴォクソール
水道会社　給水域
ランベス水道会社　給水域

図5　ジョン・スノウ調査によるロンドンの民間水道会社給水域(サザーク地区およびランベス地区付近)

〔出典〕John Snow, *On the Mode of Communication of Cholera*, 2nd edn. (1855).

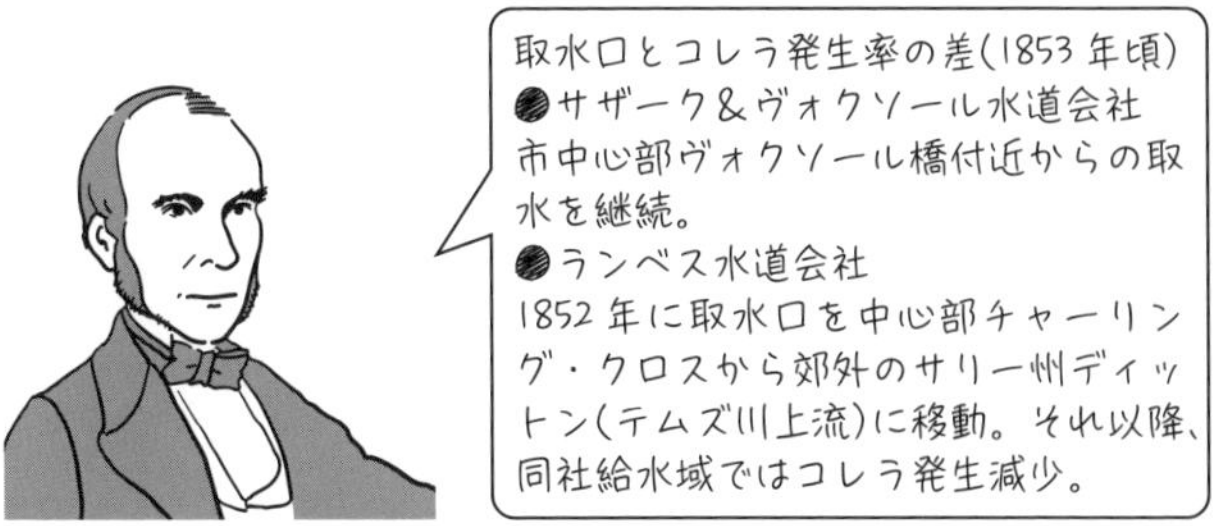
取水口とコレラ発生率の差(1853年頃)
●サザーク&ヴォクソール水道会社
市中心部ヴォクソール橋付近からの取水を継続。
●ランベス水道会社
1852年に取水口を中心部チャーリング・クロスから郊外のサリー州ディットン(テムズ川上流)に移動。それ以降、同社給水域ではコレラ発生減少。

ジョン・スノウ(1813〜58)

イギリスの医師。19世紀中頃、ロンドンでコレラが発生した際、疫学的手法を導入し原因、感染経路をはじめて特定した。著書に『コレラの感染様式について』(岩波文庫、2022年)など。

録総局による地区別死亡率の統計とつきわせてみた結果、サザーク&ヴォクソール水道会社からの給水が多い区域でコレラ死亡率が高いことがわかりました。同社は、ロンドン市街地中心部に近いテムズ川の汚染されていた地点（ヴォクソール橋付近）から取水していたということで、上水道の汚染がコレラの原因であることをスノウは確信したのです。

この発見は、もちろんスノウ自身の地道な研究調査の成果ですが、住民登録総局の死因統計が利用できたからこそ容易になったともいえます。スノウのコレラ研究は、近代疫学分析の古典とみなされています。

イギリスにおける死亡率低下の要因

住民登録総局の死亡統計を使って、長期的な死亡率低下の要因をめぐる歴史研究もなされてきました。イギリスでは十八世紀後半にいったん始まったとみられる死亡率低下が、十九世紀に入って停滞したことは前述しましたが、一八七〇年代から持続的な死亡率低下が再開しました。これには感染症による死亡の減少が大きく寄与していました。

感染症死亡減少の要因として「医学の進歩」がすぐ思い浮かぶかもしれませ

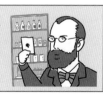

コッホ（1843〜1910）

ドイツの医師・細菌学者。結核菌・コレラ菌などを同定。ツベルクリンを創製。

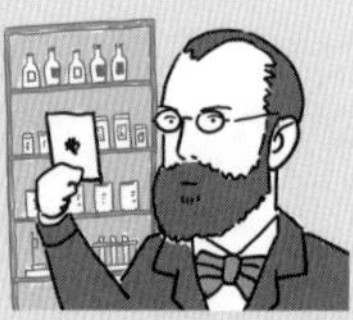

んが、実はイギリスの場合、医学の進歩が主要な要因とは無条件ではいえない面もあります。というのも、たとえばロベルト・コッホによって結核菌やコレラ菌が同定されたのは一八八〇年代の前半でしたが、イギリスではそれ以前からコレラ大流行は起きていませんでしたし、死因第一位の結核の死亡率も低下がすでに始まっていました。

そもそも病原菌が発見されたからといって、それがすぐに有効な予防・治療法に結びついたわけではありません。結核治療に有効な抗生物質ストレプトマイシンが普及したのは第二次世界大戦後、二十世紀半ばのことでした。感染症減少の要因は、病気によって異なるので一概にはいえないのですが、結核に関していえば、医学というより経済発展にともなう生活水準、栄養水準の向上の役割が、イギリスでは大きかったとする有力な説があります。

またコレラや腸チフスなど水系感染する病気については、必ずしも正確な医学的知識がえられていないまま進められた上下水道整備などの衛生改革が、一定の効果をもっていた可能性もあります。

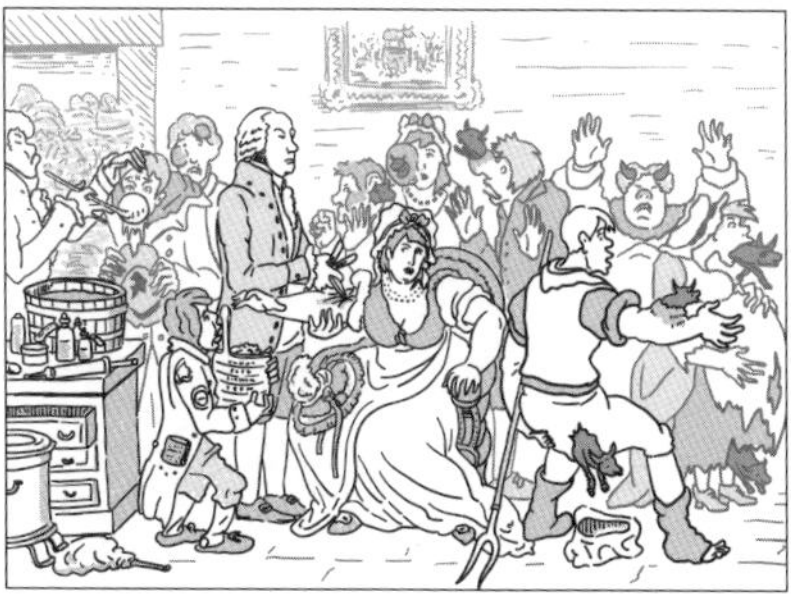
「牛になる」と人々におそれられた種痘

エドワード・ジェンナー（1749〜1823）

イギリスの医者。天然痘の発症を予防する種痘法を理論化し、免疫学の基礎を開いた。

例外的に、有効な医学的予防手段が十九世紀初頭から利用可能だった急性感染症としては、天然痘があります。十八世紀末にイギリス人医師エドワード・ジェンナーによって、予防接種(種痘《しゅとう》)が開発されていました。ただし、イギリスでは十九世紀後半になっても種痘に対する人々の忌避感が強く、なかなか普及しませんでした。種痘よりも、隔離・消毒の徹底のほうが、十九世紀後半イギリスにおける天然痘減少には寄与したのではないかとする説もあります。

3　近代日本の疾病統計

近代疾病統計の始まり

日本では明治維新後、一八七一(明治四)年の戸籍法により死亡届が制度化され、七六(明治九)年には医師による死因の届出制度が全国的に始まったことにより、死因別の死亡統計の作成が可能になりました。

こうした死因統計は、内務省衛生局の『衛生局年報』(一八七七年〜)や、内閣統計局発行の『帝国統計年鑑』(一八八二年〜)に掲載・公表されました。収集される情報が充実するにつれ、『帝国統計年鑑』から『帝国人口動態統計』(一八九九年〜)が独立し、さらに『帝国死因統計』(一九〇六年〜)が独立して発行されるようになり、各地方レベルのくわしい情報については各府県の統計書も毎年発行されるようになりました。その中に感染症を死因とする人数も記載されるようになったわけです。

緊急の防疫措置が必要な急性感染症については、死亡数に加え、罹《り》患者の発生を把握するための制度もほぼ同時期に導入されました。一八七三(明治八)年の「悪病流行ノ節貧困者処分概則」により、各府県は流行病の際には医員を派遣し、患者の数、年齢、職業、疾病の性質などにつき調査・報告することが定められたのです。ただ患者発生届出が本格的に実施されるようになったのは、一八七七(明治十)年、明治になってからはじめてコレラが大流行した時でした。その年の「虎列刺《コレラ》病予防法心得」で、医師によるコレラ患者発生届出が改めて義務づけられました。

一八八〇(明治十三)年には「伝染病予防規則」が公布され、「伝染病」と定められたコレラ、腸チフス、赤痢、ジフテリア、発疹チフス、および天然痘(痘瘡)について、患者発生時の届出が義務化されました。この規則をもとに、より包括的な法律として成立したものが、一八九七(明治三十)年の「伝染病予防法」でした。上記の六病にペストと猩紅熱を加えた八つの急性感染症が適用対象となり、以後それらは「法定伝染病」と呼ばれるようになりました。その後パラチフスと流行性脳髄膜炎も追加されています。この伝染病予防法は、一九九九(平成十一)年に「感染症法」におき換えられるまで、一〇〇年以上、防疫行政の中心的な法律でした。

こうした急性感染症の患者届出制は、イギリスでは一八九九年になってようやく全国的に導入されたことを上述しましたが、そのイギリスよりも早く日本では施行されていたことになります。明治時代の日本では、コレラの脅威がイギリスよりも大きかったことや、行政の中央集権的な性向が強かったことなどが、おもな理由としてあげられるかと思います。

罹患・死亡統計に関する留意点

このように規則や法律の整備をみるかぎりでは、近代日本において感染症の数的情報を収集・集計する制度は順調に発達してきたようにみえますが、もちろん実際にはいろいろ問題点もありました。そのうちのいくつかをみておきましょう。

まず患者届出や死因報告が、「正しく」なされていたかどうかの問題があります。たとえば多くの感染症について、その病原体が発見される前はもちろん、発見後であっても、細菌学的検査などが必ずしも広くおこなわれていたわけではありませんでした。したがって誤診もしばしばあったとすれば、結果としてその病気の患者数・死亡数の過大／過少計上は、つねに起きうる問題でした。

意図的な届出不履行もありました。伝染病に家族がかかることは、商売や日常生活に影響を与えます。近隣・知り合いに知られれば、差別的な視線を向けられる可能性もあったわけです。そしてとくにおそれられていたのは、隔離を目的とした避病院《ひびょういん》への移送でした。そのため患者が重篤であっても医師に知らせなかったり、医師にかかったとしても、医師に頼んで伝染病への罹患・死亡を隠蔽することもしばしばあったようです。診断の不確かさという医学上の問題に加えて、こうした社会的な問題も、患者数・死亡数の統計に影響を及ぼしていた可能性があります。

いうまでもなく伝染病届出の義務化は、統計をとることより、隔離とか消毒などの防疫措置をとることが第一義的な目的でした。そうした防疫行政の初動を担っていたのは警察官だったため、第二次世界大戦前の日本では、法定伝染病の届出は警察署にすることになっていました。警察による強権的要素を含む「取締まり」的な防疫行政のあり方が、こうした患者発生の隠蔽の一要因にもなっていたとも考えられます。

水系感染症の消長からみる生活環境

図6は、内務省衛生局が毎年発行していた『衛生局年報』の一九〇一年版からとった法定伝染病の統計表のサンプルです。左からコレラ、赤痢、腸チフス、痘瘡、発疹チフス、猩紅熱、ジフテリア、ペストの患者数・死者数が府県別に記載されています。英語表記もなされていて、国際的に参照されることも意識したつくりになっています。

届出制にまつわるいろいろな問題や統計の限界も十分に踏まえなければなりませんが、こうして伝染病の罹患と死亡についての統計が、各地方レベルで残っていることは、近代における社会や人々の暮らしを考える歴史研究にとっても有用です。

たとえばコレラ、赤痢、腸チフスという三つの法定伝染病に注目してみましょう。**図7**のグラフには、日本全国の罹患率(患者報告数を総人口で割った数値)の推移を、統計が始まった一八七七(明治十)年から一九五九(昭和三十四)年まで示してみました。なぜ人口で割るかといえば、この期間を通じて日本の人口は基本的に増加傾向でしたので、異なった時点間で感染症被害の大きさを比べるには、各時点での人口との比率でみるほうがわかりやすいからです(これは人口規模の異なる地域間を比べる際も同様です。ロンドン各地区についての前掲**図3**のグラフでは人口一千人あたりでコレラ死亡率が示してあります)。隠蔽や診断精度などに関連する患者届出数の問題に加え、(とくに一九二〇年の第一回国勢調査以前の)人口データの信頼性にも問題がないわけではないのですが、各病気の流行の大まかな盛衰は、**図7**のグラフからみてとることができます。

コレラについてジョン・スノウが指摘したように、**図7**にあげた三つの細菌性感染症は、いずれも水や飲食物などを介して伝播し、経口感染する消化器病です。したがって水道とか下水道などに関連する水回りの衛生環境の指標になりうるわけです。

まずコレラ罹患率をみますと、一八七九(明治十二)年や八六(明治十九)年をはじめ、数年おきに突発的な大流行が発生していたことがわかります。統計上、罹患率が一番高い一八七九年についてくわしくみると(**表1**)、日本全国で一六万人以上の患者届出があり、そのうち一〇万人以上、すなわち約六五%がなくなったという深刻な大流行でした。便所・汲取《くみと》りの不備により汚染された上水が伝播を

第十四表　八種傳染病患者及死亡地方別　（明治三十四年）

Table No. XIV.　Number of Cases of the Eight Infectious Diseases, and Deaths therefrom, in each Prefecture　(1901.)

地方別 Prefectures.			虎列剌 Cholera.	赤痢 Dysentery.	腸窒扶斯 Typhoid fever.	痘瘡 Small-pox.	發疹窒扶斯 Typhus fever.	猩紅熱 Scarlet fever.	實布垤利亞 Diphtheria.	ペスト Pest.	合計 Total.
東京府	Tōkyō	Fu. 患 Cases.	—	487	1,383	25	—	17	1,215	--	3,127
		死 Deaths.	—	94	357	2	--	1	309	—	763
京都府	Kyōto	〃 患 Cases.	1	733	505	2	—	2	451	..	1,694
		死 Deaths.	—	182	125	—	—	—	113	—	420
大阪府	Ōsaka	〃 患 Cases.	1	386	270	3	1	11	540	—	1,221
		死 Deaths.	1	97	108	—	1	—	209	—	416
神奈川縣	Kanagawa	Ken. 患 Cases.	13	1,385	593	4	—	6	357	—	2,358
		死 Deaths.	7	289	121	—	—	1	123	—	541
兵庫縣	Hyōgo	〃 患 Cases.	—	470	572	2	2	2	455	—	1,512
		死 Deaths.	—	135	135	1	2	1	156	—	429
長崎縣	Nagasaki	〃 患 Cases.	1	467	349	26	—	1	182	—	1,026
		死 Deaths.	—	107	94	1	—	—	71	—	273
新潟縣	Niigata	〃 患 Cases.	31	4,653	1,011	1	—	—	661	—	6,357
		死 Deaths.	25	1,016	270	—	—	—	213	—	1,52

図 6　内務省衛生局『衛生局年報』法定伝染病統計表のサンプル（明治 34 年版より）

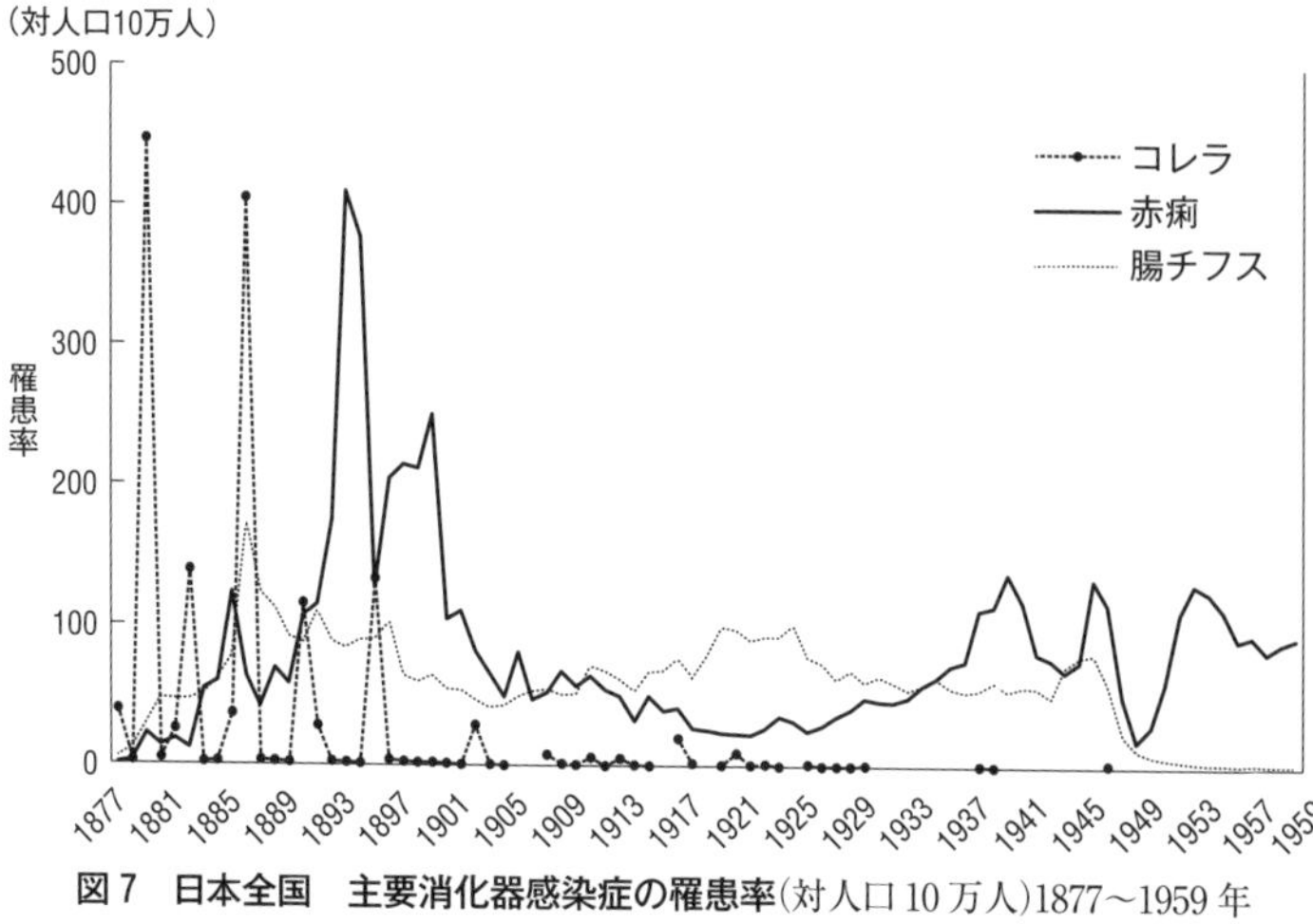

図 7　日本全国　主要消化器感染症の罹患率（対人口 10 万人）1877〜1959 年

〔出典〕厚生省『医制百年史　資料編』1976 年。1877〜99 年の罹患率算出については内閣統計局による人口推計データを用いて補った。ただし、1920（大正 9）年の第 1 回国勢調査以前の人口データの信頼性については注意が必要である。

助長したことが考えられます。

表1には、参考までに二〇二〇年における新型コロナウイルス感染症のデータも併記してみました。コロナの感染や死亡の報告数の問題点については、冒頭で述べましたのでここではくりかえしません。コロナウイルスの新規感染者として二〇二〇年中に報告された総数は二三万人余ということで、一八七九年コレラ罹患届出数を上回っていますが、人口規模は三・五倍になっていますから、人口一〇万人あたりの罹患（感染）率でみれば一八七九年コレラ流行のほうが高くなっています。

近代日本の伝染病としては、激烈な流行を起こしたコレラが注目されることが多いですが、二十世紀に入るとコレラ大流行の発生頻度は下がりました。ではコレラ大流行が起きなくなったということは、水回りや飲食物の衛生環境問題が解決していたのかというと、**図7**の赤痢や腸チフスの推移をみるかぎり、話はそう簡単ではなかったということがわかります。

コレラ大流行を契機に、防疫行政が整備され、東京、横浜、

	コレラ 1879年	新型コロナ感染症 2020年
罹患（感染）報告数	162,637	233,850
死亡報告数	105,786	3,491
致死率（%）	65.0	1.5
総人口	36,464,000	126,226,568
罹患（感染）率（対人口10万人）	446	185
死亡率（対人口10万人）	290	3

表1　コレラ（1879年）**と新型コロナウイルス感染症**（2020年）**流行比較：日本全国**

〔出典〕コレラについては図7と同じ。コロナ感染症については厚生労働省の数値をNHK特設サイト（https://www3.nhk.or.jp/news/special/coronavirus/data/）から引用して作成。2020年人口は2020年国勢調査（総務省）。

大阪などを皮切りに都市では近代的な上水道計画が始動したところもありました。しかし実際の敷設には時間がかかりましたし、下水道整備はさらに遅れました。衛生環境の改善は地道なプロセスであり、その間にも赤痢や腸チフスなど、コレラほど致死率は高くないけれども、それなりに深刻な感染症の流行は続いていたのです。

赤痢罹患率をみると、コレラにとって代わるように十九世紀末から二十世紀への転換期に大流行しています。この流行さなかの一八九七年、東京の伝染病研究所では、志《し》賀《が》潔《きよし》が世界ではじめて赤痢菌の同定に成功しました。その後一九二〇年代後半からふたたび罹患率は上昇傾向で、五〇年代になっても高い状態が続いています。日本で赤痢流行が収束をみせたのは、七〇年代初頭のことでした。ただし二十世紀中盤にもなると致死率はだいぶ下がり、かつてほどおそれられる病気ではなくなっていました。

結核死亡率の国際比較

法定伝染病ではありませんでしたが、罹患者がたいへん多かった感染症に肺結核があります。二十世紀半ばまで死因順位の上位にあり、「国民病」

志賀潔（1870〜1957）

細菌学者。北里柴三郎が創設した「伝染病研究所」で北里に師事する。1897年に赤痢菌を発見し、その後、留学して生物科学・免疫学も研究。のちに医学研究機関「北里研究所」の創立にも参加した。

とまでいわれていました。

コレラなど法定伝染病が急性感染症だったのに対し、肺結核は病状の進行が緩慢な慢性感染症です。措置の緊急性は低い反面、罹患期間は長期化するため、一過的な対応ではすまないので、急性感染症とは異なる対応が必要でした。病状の進行には体力の消耗や栄養状態が影響し、貧困と病状悪化との悪循環を生みやすい深刻な病気でもありました。

コレラやペストなどの襲来型急性感染症への対応がひとまず落ち着きつつあった一九一九(大正八)年、政府は「結核予防法」を制定しましたが、当初は結核患者の届出に関する規定は含んでいませんでした。かりに届出制を導入して結核患者の存在を把握しても、すでに数が多い上に患者ごとに病気の進行度もまちまちで、当局が患者全員に何か一律の防疫・救護措置を講じることができたわけではないので、患者の全数把握の導入は見送られたものと考えられます。一九三七(昭和十二)年に同法は改正され、医師はその患者が結核を蔓延させる危険があると判断した場合は届け出ることと定められました。

したがって昭和戦前期までの結核被害の推移をみるためには、罹患ではなく、死亡データをまずは参照することになります。**図8**のグラフは二十世紀に入ってからの結核死亡率の日英比較です。

上述したように、イギリスでは十九世紀後半以来、結核死亡率はすでに低下傾向に入っていました。それに対し二十世紀初頭の日本では、まだ上昇傾向にありました。この頃、農商務省や内務省の嘱託医官をつとめていた石原修《いしはらおさむ》による有名な調査がおこなわれ、大阪などの綿紡績工場の女工たちの間で結核が蔓延し、彼女たちが帰郷することにより病気が地方にも拡散していた実態が明らかになりました（石原修「衛生学上より見たる女工の現況」一九一三年）。当時、政府による結核患者の全数把握はおこなわれていなかったわけですが、こうしたサンプルに注目した疫学調査が、感染・罹患状況の把握において重要な意味をもっていたのです。

日本の結核死亡率は、一九二〇年代にいったん低下傾向となりましたが、三〇年代からふたたび上昇に転じています。これには、経済不況や戦時体制下での不健康の問題が関係している可能性があります。そして第二次世界大戦後（一九四五年〜）、急速かつ持続的な低下が始まりました。

十九世紀後半、イギリスにおける結核死亡率の持

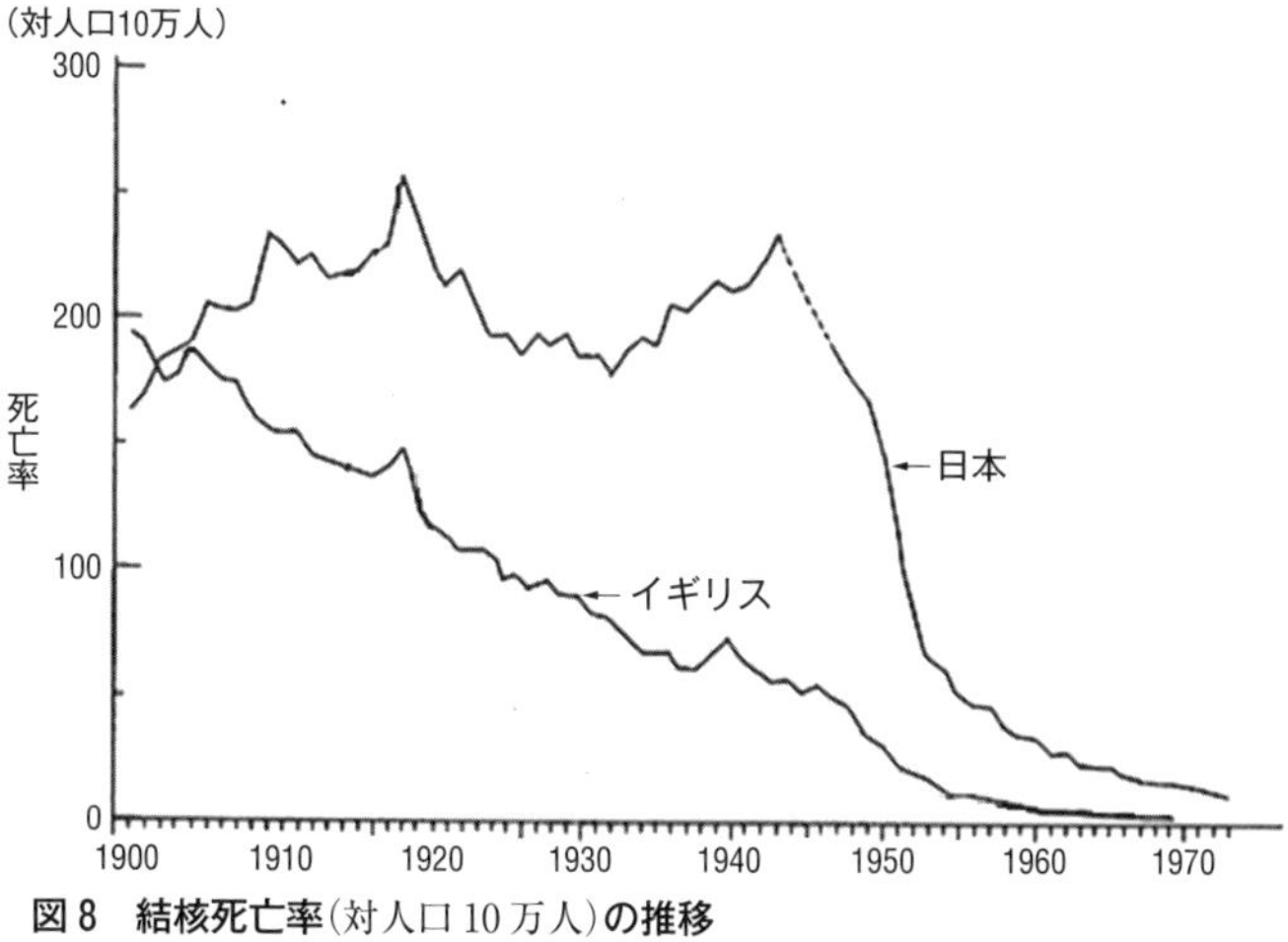

図8　結核死亡率（対人口10万人）の推移

〔出典〕厚生省医務局「衛生統計からみた医制百年の歩み」（『医制百年史』付録）ぎょうせい、1976年、37頁より転載。

続的低下の始まりには、医学・医療よりも生活水準向上のほうが大きく関わっていたとする説をご紹介しましたが、戦後日本についてはどうでしょうか。戦後復興から高度成長への経済発展の基調のなか、国民の平均的な所得水準、ひいては栄養摂取の水準が向上したことが、結核死亡率低下に寄与したことはまちがいないでしょう。そしてこの低下は、抗生剤ストレプトマイシンが普及した時期ともかさなりますので、日本の結核死亡率低下を説明する際には、医学・医療の重要性も除外することはできません。たんに特効薬が開発されたというだけでなく、健康保険制度や保健所システムなどの整備により、保健医療へのアクセスが向上したことも寄与していたことが考えられます。

新型インフルエンザ・パンデミック

図8のグラフでもう一つ注目しておきたいのは、一九一八年のあたりです。イギリスと日本いずれにおいても、結核死亡率が一時的に上昇しています。これは「スペイン風邪」つまり新型インフルエンザ・パンデミックの影響とみてよいでしょう。つまり結核をわずらっていた人々が、インフルエンザにかかってなくなるケースが多発した可能性が考えられます。

インフルエンザは、当時の日本では流行性感冒と呼ばれていましたが、法定伝染病ではなかったので、患者届出は義務ではありませんでした。病原体が未知で、初期症状がふつうの風邪と見分けにくく鑑別診断が事実上できなかったこと、特定時期に発生が集中するため当局による個別患者への防疫・救護措置が徹底できないことなどが、罹患者数の全数把握がされなかった理由として考えられます。

そこで死亡数データによって、日本におけるこの時の新型インフルエンザ流行の被害規模をみてみたいのですが、これがまた簡単ではありません。**表2**に示した通り、資料によって数値に大きな開きがあるのです。

まず『帝国死因統計』の数値が約二二万人ということですが、これは死亡届に記載されていた死因が流行性感冒だった件数を合計すると、この数になるということです。それに対して内務省衛生局の報告書『流行性感冒』(一九二一年)の約三八万五〇〇〇という数字は、防疫行政の中で流行性感冒の患者として把握された人のうち、死亡した人の数が計上されていると考えられます。つまり死亡届は別の病名(持病・基礎疾患)で提出されたけれども、流行性感冒がその死に関係していたと考えられる人が含まれているわけです。

さらに歴史人口学者・速水《はやみ》融《あきら》の二〇〇六年に出版された研究では、四五万人以上となっています。これは、肺結核、肺炎や気管支炎など、他の呼吸器疾患の死亡報告数において、平年の水準を大幅に超過している分

資料名	死亡数(人)	対象期間
内閣統計局『帝国死因統計』	220,238	1918～20年
内務省衛生局(1921)『流行性感冒』	385,029	1918年8月～20年7月
速水融(2006)『日本を襲ったスペイン・インフルエンザ』	453,152	同上

表2　インフルエンザ・パンデミックによる死亡数(日本全国)

を、インフルエンザに関係していたはずだと仮定して、算出された数字です。

当時まだインフルエンザ・ウイルスの存在もわかっていませんでしたので、ウイルスに感染しているかどうかの検査ができたわけでもないし、実際のところ、どれがより真実に近い数字と考えるべきなのかは、にわかにはわかりません。いずれにせよ、この流行によって多大な犠牲者が出たということは、どの数字をみても明らかだと思いますので、どれが正しいかを決めるよりも、それぞれどのような手順、背景で出てきた数値なのかを踏まえた上で、参照することが重要かと思います。

新型コロナウイルス感染症パンデミックが始まって以来、この一九一八年頃のインフルエンザ・パンデミックが比較対象とされることが多くなったので、その存在は一般にもわりとよく知られるようになってきました。このパンデミックにつけられた「スペイン風邪」というあだ名は、第一次世界大戦のさなか、報道規制のない中立国スペインで最初に本格的に報道されたからでした。スペインが流行の発祥地というわけではなく、交戦国の軍隊ではひそかに感染が広がっていました。

このパンデミックに関して参照されることの多い歴史家アルフレッド・クロスビーの研究は、アメリカに関する記述が主になっているので、一九一八年三月に、カンザス州の米軍基地で流行が発覚し、それがヨーロッパの戦場にもちこまれたことがクローズアップされていますが、最近の指摘では、米軍の参戦以前から、フランス駐屯中に連合国軍で流行が始まっていた可能性もあるようです。ただ、やはり当時ウイルス検査がおこなえたわけではないので、いつからどのようにこの新型ウイルスによる致死性の高いインフルエンザ流行が広まったのかを知ることは難しいわけです。

このパンデミックによる世界の死亡数の合計は「少なくとも五〇〇〇万人以上」などといわれることが多いのですが、近代的な衛生統計制度が確立していた国々であっても、人的被害の量的把握は困難な場合があることを、このパンデミックはよく示しています。

「感染症法」へ

第二次世界大戦後の一九四七(昭和二十二)年、厚生省令「伝染病届出規則」(一九五四年に伝染病予防法に編入)により、麻疹、百日咳《ひゃくにちぜき》、インフルエンザ(流行性感冒)、急性灰白髄炎《かいはくずいえん》、黄熱病、炭疽《たんそ》、肺炎、狂犬病、破傷風、産褥《さんじょく》熱、鼻疽《びそ》、結核、ハンセン病(らい)、トラホームという、法定伝染病ではなかった一四種の感染症について、医師による所定時間内の保健所への届出が規定されました。これらは「届出伝染病」とよばれ、一九四九年までにマラリア、デング熱、伝染性下痢症、ツツガムシ病、日本住血吸虫症《にほんじゅうけつきゅうちゅうしょう》、フィラリアも追加されました。法定伝染病以外でも、これらの病気については罹患統計の作成が可能となりました。

その後も届出対象の病気やその方法についての変更は何度かおこなわれましたが、抜本的な法改正がなされたのは、二十世紀末のことでした。一九九九(平成十一)年に「感染症法」(感染症の予防及び感染症の患者に対する医療に関する法律)と呼ばれる新たな法律が施行されたのです。

二十世紀後半を通じて感染症による死亡率は下がり、疾病構造上、がんや心臓病、脳出血など、いわゆる生活習慣病の比重が高まっていました。当時、国内での感染症への一般の人々の危機意識はかつてに比べて薄れていた一方で、グローバル化の進展もあいまって、「新興感染症」と呼ばれる比較的近年になって台頭してきた感染症(たとえばHIV/エイズなど)や、既知の感染症(結核もその一つです)の再興への懸念が強まっていました。そうした背景のもとで、「伝染病予防法」をはじめ、既存の感染症関連の法令を統合・整理して制定されたものでした。

二〇〇三年には「結核予防法」も統合されるなど、何度か改正されてきましたが、二〇二〇年に新型コロナ感染症が日本に波及したとき、届出制については**表3**のような規定になっていました。

新型コロナウイルス感染症は、正規の一類から五類までの分類ではなく、「二類相当」の指定感染症という扱いに

全数把握(即時)

1類	ペスト、天然痘、エボラ出血熱など
2類	結核、ジフテリア、インフルエンザH5N1など
3類	コレラ、腸チフス、細菌性赤痢など
4類	黄熱、マラリア、発疹チフス、狂犬病、A型肝炎、デング熱など
5類	麻疹、風疹など

全数把握(7日以内)

5類	梅毒、HIV/AIDS、アメーバ赤痢、百日咳、破傷風など

定点把握(指定医療機関のみ)

5類	インフルエンザ、水痘、流行性耳下腺炎、感染性胃腸炎、手足口病、淋病など

表3　感染症法:発生情報の収集に関する規定(2020年)

なり、感染判明者の保健所への即時の届出が義務づけられました。二〇二二年九月末に報告様式の簡略化がなされましたが、感染者の全数把握の基本は維持されました。二三年一月、政府は新型コロナウイルス感染症の感染症法上の位置づけを変更する方針を表明しています。二三年五月から「五類」の位置づけとなり、届出に関しては、季節性インフルエンザと同じく、定点医療機関が週単位で届け出る形になる見通しです。定点医療機関は、感染者発生の全体的な趨勢《すうせい》が推計できるように配置されることになっていますが、もちろんこうしたサンプル調査に基づく推計値は、全数調査の数値とは質が異なります。

将来的に新型コロナ感染症の歴史が書かれるような場合には、こうした変更には十分留意する必要があるわけです。調査方法・制度の変更の影響による統計数値上の変化に注意することはもちろんですが、なぜ、どのような議論を経てこうした変更がおこなわれたかということ自体も、考察すべき重要な焦点となるでしょう。

おわりに

本章で注目したかったことの一点目は、日本やイギリスの歴史の中で、感染症の患者数・死亡数を記録し、集計し、それを公表するということが、どのような意図や経緯でおこなわれるようになってきたのかということです。二点目としては、歴史研究者たちがどのように感染症流行を数量的に把握しようとしてきたのか。さらに三点目として、そうした患者数・死者数の統計を使うことで、どのように歴史をみることができるかを考えてみるという意図もありました。人々の生死に影響を及ぼしてきた疫病の被害を数量的にとらえようとすることは、それぞれの地域や時代状況を考える上で、重要な手がかりになりうるのではないかと思います。

中世ヨーロッパの黒死病とか、日本でいえば明治時代のコレラであるとか、非常に激しく目立つ大流行については、一般的な歴史叙述の中でも言及されることがしばしばあるわけですが、どちらかといえば一回限りの「事件史」的な扱いになってしまいがちです。時系列的な人口や感染症流行の変動を数量的に把握し、その上で政治・経済・社会・生活・文化史などとの関連を考えることで、歴史理解にさらなる幅が出るのではないかと思います。

患者数や死者数の推移をみるということは、総計量、つまり合計(aggregate)された数字を追うということですから、いわばマクロの視点ということになるかと思いますが、もちろんそれだけでいいというわけではありません。個々のケースに注目するミクロの視点との補完性を意識しながら、歴史を考えることが必要かと思います。定量的な分析に対して、質的な側面への注目もまた、補完関係にあるべきでしょう。

そして歴史の中の感染症の患者や死亡の数量に注目する場合、たとえ近代以降の統計であっても、その数値に「一人歩き」させることは危険です。数値が集められた方法、意図などを踏まえ、その限界を意識した上で参照する必要があります。歴史研究者が算出した推計値についても同様で、史料にそれなりに無理をさせつつ推計していることが多いので、そのことにも留意が必要です。

要は感染症流行の数量データが、歴史を考える上で有益な糸口の一つになりうること、そしてその数字の背後にまで少し踏み込んでみるところに、歴史の難しさと面白さがあるかもしれないということが、ここでお伝えしてみたかったことです。それはまた、現在のことを知り、考えようとする際にも、同じことがいえるのではないかと思います。

参考文献

篭山京編『女工と結核』光生館、一九七〇年
鬼頭宏『人口から読む日本の歴史』講談社学術文庫、二〇〇〇年
クロスビー、A（西村秀一訳）『史上最悪のインフルエンザ――忘れられたパンデミック』みすず書房、二〇〇九年
厚生省医務局『医制百年史』ぎょうせい、一九七六年
スノウ、J（山本太郎訳）『コレラの感染様式について』岩波文庫、二〇二二年
全国歴史教育研究協議会編『世界史B用語集（改訂版）』山川出版社、二〇一八年
デフォー、D（武田将明訳）『ペストの記憶』研究社、二〇一七年
内務省衛生局『流行性感冒「スペイン風邪」大流行の記録』平凡社（東洋文庫）、二〇〇八年

永島剛「感染症統計にみる都市の生活環境――大正期東京の腸チフスを中心として」『三田学会雑誌』九七―四、二〇〇五年
永島剛「都市ペナルティと都市ルネサンス――一八世紀から一九世紀へ」中野忠／道重一郎／唐澤達之編『一八世紀イギリスの都市空間を探る』刀水書房、二〇一二年
永島剛「昭和初期の疫癘――川崎における赤痢流行を中心として」専修大学人文研究所編『災害　その記録と記憶』専修大学出版局、二〇一八年
永島剛「疫病と公衆衛生の歴史――西欧と日本」秋田茂／脇村孝平編『人口と健康の世界史』ミネルヴァ書房、二〇二〇年
永島剛「都市における疾病流行への認識――ヴィクトリア時代ロンドンの場合」『都市史研究8』山川出版社、二〇二一年
永島剛「英国における1918年インフルエンザ大流行から考える現在」『同時代史研究』一四、二〇二一年
永島剛「感染症・検疫・国際社会」小川幸司編『講座世界歴史11　構造化される世界』岩波書店、二〇二二年
速水融『日本を襲ったスペイン・インフルエンザ――人類とウイルスの第一次世界戦争』藤原書店、二〇〇六年
速水融『歴史人口学の世界』岩波現代文庫、二〇一二年
富士川游『日本疾病史』平凡社（東洋文庫）、一九六九年
マクニール、ウィリアム・H（佐々木昭夫訳）『疫病と世界史（上・下）』中公文庫、二〇〇七年
見市雅俊『コレラの世界史』晶文社、一九九四年
宮崎揚弘『ペストの歴史』山川出版社、二〇一五年
Benedictow, O. J., *Black Death 1346-1353: The Complete History*, 2nd edn. (Woodbridge: The Boydell Press, 2021).

Cipolla, C. M., 'The "Bills of Mortality" of Florence', *Population Studies*, 32-3, 1978.

Gottfried, R.S., *The Black Death: Natural and Human Disaster in Medieval Europe* (New York: Free Press, 1984).

Greenberg, S., 'Plague, the printing press, and public health in seventeenth-century London', *Huntington Library Quarterly*, 67-4, 2004.

Higgs, E., Life, *Death and Statistics: Civil Registration, Censuses and the Work of the General Register Office, 1836-1932* (Hatfield: Local Population Studies, 2004).

Izdebski, A., et. al., 'Palaeoecological data indicates land-use changes across Europe linked to spatial heterogeneity in mortality during the Black Death pandemic', *Nature Ecology & Evolution*, 6, 2022.

Jannetta, A., *Epidemics and Mortality in Tokugawa Japan 1600-1868* (Princeton: Princeton University Press, 1987).

Johnston, W., *The Modern Epidemic: A History of Tuberculosis in Japan* (Cambridge, Mass.: Harvard University Asia Center, 1985).

McKeown, T., *The Modern Rise of Population* (London: Edward Arnold, 1976).

Slack, P., *The Impact of Plague in Tudor and Stuart England* (London: Routledge, 1985).

Szreter, S., *Health and Wealth: Studies in History and Policy* (New York: University of Rochester Press, 2005).

公衆衛生と感染症を歴史的に考える　座談会

永島　　剛（専修大学経済学部教授）
井上　周平（立教大学ほか非常勤講師）
福士　由紀（東京都立大学人文社会学部准教授）
石井　栄二（都立国立高校、司会）
仮屋園　巌（都立国立高校）

石井　それでは今回のテーマ、「公衆衛生と感染症」について座談会を開催させていただきます。よろしくお願いいたします。

大きなテーマとして感染症のパンデミックについてお話をいただいたわけですが、最初の切り出しとして黒死病について気になった点から質問をさせていただければと思います。

黒死病の中世パンデミックと死者数統計

石井　象徴的な事例として、この黒死病のパンデミックがどれほど大きな影響を与えたかというお話をうかがったわけですが、人口動態からみても大変な被害が出た黒死病が十四世紀に広がった後、井上先生のエッカートのお話をお聞きしますと、十六、十七世紀には地域的なサイクルに縮小していくということでした。しかし、人の動きはさらに激しくなったと思うのですが、なぜ大きなパンデミックにならなかったのかということについて、お話をいただけたらと思います。いかがでしょうか。

井上　非常に難しい質問ですが、まず一つには、十四世紀半ばに最初の波がきたときというのは、それまでおそらく何百年もこのペストのような感染症が、少なくとも西ヨーロッパには存在していなかったということがあります。それが一三四七・四八年から五〇年頃まで黒死病がヨーロッパ中を席巻したこととの大きな理由だと思います。

その後、流行が地域的なサイクルになるのは、やはり一度経験したことに対しての対処を少しずつ考えていく、あるいは経験が少しずつ蓄積されていくというようなところがあったのでしょう。また、もう一度パンデ

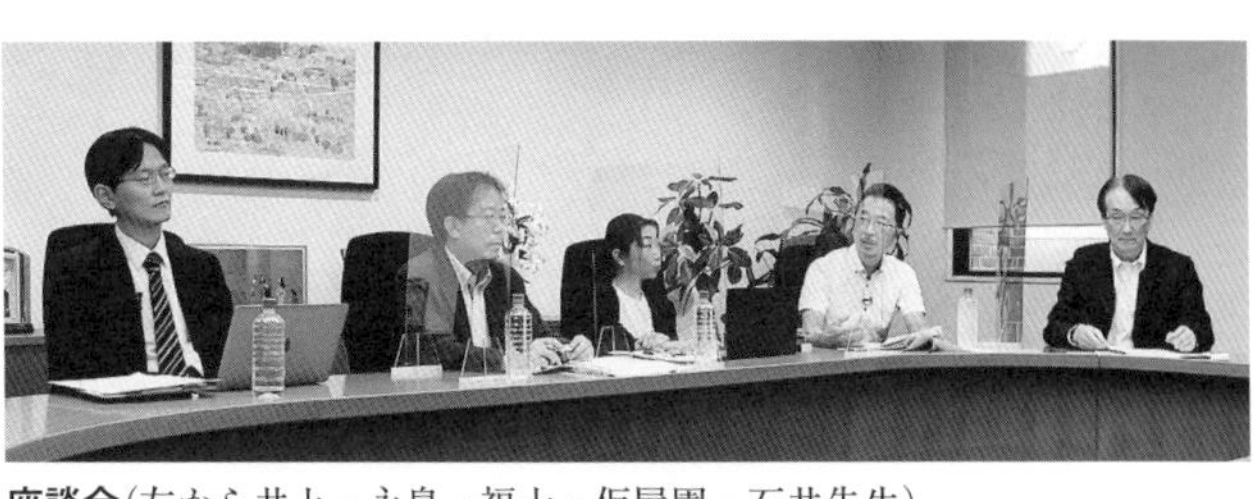

座談会(左から井上・永島・福士・仮屋園・石井先生)

ミックにならなかった理由の一つとしては、生き残った人々というのは免疫を獲得しますので、そうした人が共同体の中に一定数いれば、そこである程度、感染の拡大が止まるということも考えられるかと思います。

そして、黒死病以降の疫病流行がペスト菌によるものだとしたら、このペストの獲得免疫が持続するのは一般的に一〇年程度といわれておりますので、その一〇年程度を一つのサイクルとして地域や中心地を変えながら流行がくりかえされるという、小規模なものになっていったのだと考えられるかと思います。

石井　ありがとうございました。永島先生も黒死病の数字についてお話をいただいたわけですが、イタリアのヴィッラーニは「五人のうち三人」、フロワサールは「三人に一人」と記しているというお話でしたが、このフロワサールなどの立場(年代記などには上流階級・王侯貴族のパトロンがいたと思いますが)で、平民・一般民衆の数値についてはどの程度の正確さがあるのか、難しいかもしれませんが、階層差からみるような数字の信憑性についてはどのようにお考えか、おうかがいしたいと思います。

永島　まず階層別の数の確度については私もいま十分に知識をもっておらず申し訳ありません。ただ病気自体は都市を拠点に流行したということで、断片的に残っている死者数の情報は、農村部よりも都市に関してのものが多いと思います。それから、定住している成人男性に関する行政による記録は比較的残りやすいのに対して、女性や子どもたち、とくに貧民階層の人々の記録は残りにくい。もしかしたら女性や子どもたちの致死率は相対的に高かったかもしれず、ベネディクトウの研究において死亡率が従来よりも高く推計されているのは、そのことも勘案されているからのようです。

いずれにせよ、断片的な数値を基にした推計なので、とくに中世の黒死病に関してはわからないことが多いことを踏まえつつ、ヨーロッパ全体としての死亡率は大体こうであろうという歴史家たちの議論がなされているというところを押さえておくのが重要だと思います。

井上先生は、先ほど慎重に「ペスト菌によるものだとしたら」とおっしゃっていましたが、そもそもこの十四世紀中頃の病気の大流行が本当にペスト菌によるものだったのかというところも論争があって、たとえば炭疽《たんそ》とか何かほかの病気も混ざっていたとか、それからこれは福士先生のご説明にもあったとおり、腺ペストだけでなくて肺ペストが多発していたとか、いろいろ推測はされています。そもそも疫病襲来前から、食糧供給の逼迫などにより、人口は下降局面に入っていたという説もあります。

一八九四年に香港で第三次パンデミックが始まったとされ、そこでペスト菌が発見されたわけですが、その第三次パンデミックからえられたペストという病気に関する医学的知見が、しばしば歴史家たちによる第二次パンデミックの伝播経路や被害規模の推論の根拠となっています。史料からの断片的な情報と、現代における医学知識を踏まえた仮説によって、推計されているというわけです。

天然痘はなぜ根絶できたのか

石井　ありがとうございました。福士先生にも中国の疫病とペストの関係についてもお話しいただいたのですが、その対応についてはいかがでしょうか。仮屋園先生からもコメントをお願いします。

仮屋園　はい。二〇二二年度から「歴史総合」という新しい科目が高校では始まったところですが、このタイミングで感染症というテーマが入ってきた。コロナの前に歴史総合の話は始まっていたわけですが、よく歴史は現在につながるんだということがいわれますが、まさにこのテーマが身近なものとなり、実際に私たちがいま立ち向かわなければならないことになってきました。現在のコロナ禍にどう対処していくのかということを考えるときに、今日お話しいただいた過去のヨーロッパであったり、あるいは中国であったり日本であったり、人々がどのように感染症と向き合ったのかということに非常に興味を覚えますし、やはりわれわれも、それから勉強している生徒たちもどうやってこれからコロナ禍をのりこえていくのかが気になります。たとえば今日、福士先生のお話に天然痘の根絶に成功した事例がありましたが、

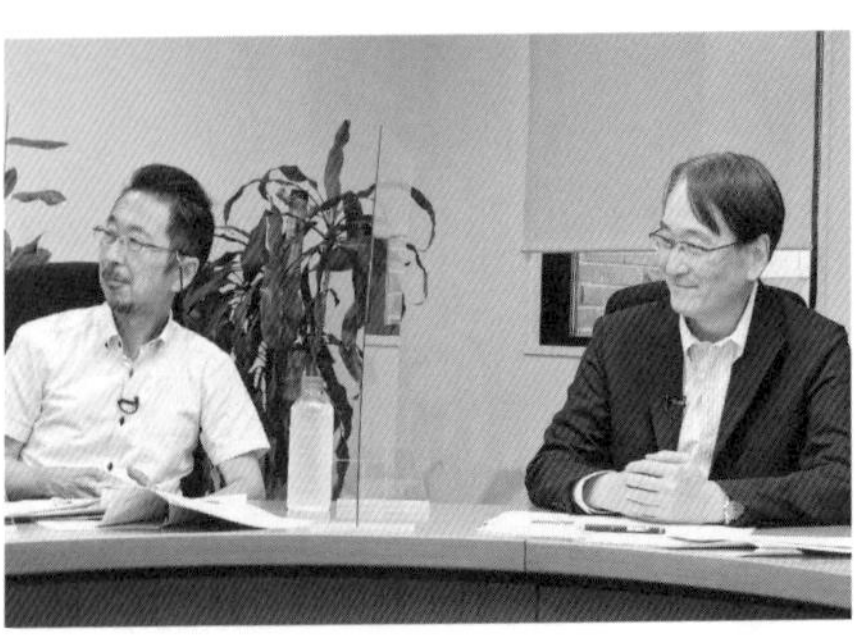

仮屋園先生(左)と
石井先生(右)

どうやって根絶できたのだろう。あるいは八世紀の疫病がおさまったということですが、どうやっておさまったのだろう。有効な策が打てたのか。それともただ単におさまってしまったのかというようなことがまず一つ気になりました。天然痘がどうしてうまく根絶できたのか、また八世紀の疫病収束の理由についても教えていただければと思います。

福士　天然痘の根絶という件ですが、一般的にいわれているのはワクチンの世界的な接種が根絶につながったということです。天然痘の撲滅に関しては有効なワクチンがまずあり、しかもそのワクチンが比較的簡便な形で接種できるように改良もされていたこと、また、天然痘自体がヒト以外のほかの動物に感染しないものだったこと、そして患者が見た目でわかるということが根絶の条件だというふうによくいわれているようです。

また、おそらく時期的にまさに米ソ冷戦期から始められたことではあるのですが、そういう中でも国際的な協調がこの領域においてはあった。さらに世界各地で接種したり教育活動をおこなったりする熱意のある組織とスタッフがいたからというようなことが指摘されています。

天然痘のように、ワクチンがあって、見た目で患者がわかって、そしてヒト以外に感染しないという点で、ポリオなどはおそらくその条件を満たしていて、撲滅は遠くないといった話は聞きます。

それと天平七(七三五)年に疫病があって、天平八(七三六)年に、おさまったというのは実際にはよくわかりません。記録がないということに過ぎないのかもしれません。「疫《えき》」として表現されるというのは、おそらくは何らかの疾病による大量の被害というものがないと、多分、「疫」というふうには表現しないだろうとも思われます。患者がいても発見されないとか、死者が発見されないので「疫」という表現が出てこないということも考えられるので、おさまったかどうかというのはなかなか判断しづらいと思います。

一方でおさまっていないという説もあって、天平九(七三七)年にまた流行しています。あれが外来のものだという説と外来でないという説があって、外来でない説だと大宰府あたりではずっとくすぶっていたのではないかという説もあり、よくはわからないのです。

仮屋園　ありがとうございます。

人口分布と感染症の関わり

永島　そのあたりを考える上で一つ重要となるのは、奈良時代初期の日本の人口がどれぐらい集中していたか、あるいは疎《まば》らに住んでいたかです。福士先生がおっしゃったように、人間に感染することでウイルスは生き残っていくので、大流行によって多くの人がなくなってしまい、過疎化した環境で人間同士の接触頻度が低下すると、ウイルスは生き残ることができず、そこでいったん流行は終わると理論的には考えられます。ある研究者によると、平安時代ぐらいまでは、天然痘はインターバルをおいて、国外から伝播して突発的な大流行が起きる、というようなことのくりかえしであったようです。その一つの要因はやはり人口が少なく、まだ疎らであったということで、感染症がなかなか土着化しなかった可能性があります。
　ただ、どうも鎌倉時代ぐらいになるとだんだん天然痘の患者、流行の頻度がふえてきて、免疫を獲得する人もふえてきた。抗体が少し継承されるようなことになると、徐々に子どものときにかかってもかならずしも死亡するような病気ではなくなってきたような気配もあります。そうしたプロセスを通じて、だんだん小児病としてのエンデミック化、土着の病気になった。たとえば江戸時代も周期的に天然痘は流行していたようですけれども、もちろんいぜんとしておそろしい病気ではありましたが、その頃にはもうかつてほど致死率が壊滅的に高い病気ではなくなっていました。

石井　井上先生、人口に関してはいかがでしょうか。

井上　中世や近世に関しては、先ほども出ていますけれども、そもそも総人口がわからないので、すべてが推計なわけです。死亡数なども、これはどういう資料をみるかによると思いますが、フロワサールの『年代記』みたいなものが本当に数を気にしているかどうかという問

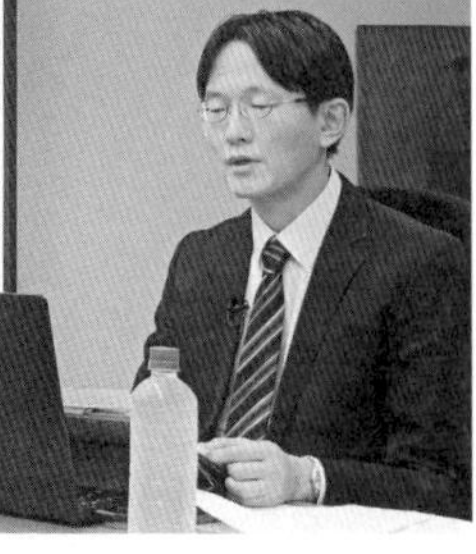

井上先生

題はあると思います。「三分の二」という表現は、たんに「数多くの人が死んだ」ことを示すだけの定型句の可能性もあります。年代記というのは、キリスト教的な世界の歴史を描くものですので、キリスト教的な数の表現を引いているということも差し引いて考えないとならないでしょう。もしかすると聖書の中の数の表現をまねているだけかもしれないので、何をみるかによってもまた変わってくると思います。

そして、推計された総人口もおそらく都市部をベースにして全体を考えていると思うので、いま、永島先生がおっしゃったように、集中度合いのかたよりみたいなものを考えると農村部はどうなのかという話があります。先ほどベネディクトウの話も出てきていますけれども、はたしてそこまで高く見積もっていいのかどうかというところでいまだに議論が続いています。このベネディクトウの本は一〇二一年に第二版が出ていまして、その中で二〇〇四年の初版に対して寄せられた批判に対して、著者がまた反論するようなことをしていますので、まだちょっと決着がついていないところです。

石井　都市と農村では随分大きな違いがあるのですね。ロンドンの数値も、先ほどのコレラもそうですが、あのような数値、要するに情報は地方の農村などに流したりはしていないわけですか。

井上　どうでしょうか。近世に関しては、どれくらい農村部に情報がいっていたかというのはちょっとよくわからないです。

永島　ただ、イギリスの場合、死亡者数をまとめた「死亡表」を地方の有力者、当時の治安判事みたいな人が結構情報をほしがったということのようですね。ペストが自分たちの地元に伝播しかねないという危機感からロンドンの流行状況に敏感になるという感覚は、十七世紀頃にはあったようです。そういう意味で当時の情報化社会というか、そういう様子は、多分、ヨーロッパ大陸側の諸地域でも同じようなことはあったのではないかと推測できるように思いますが、ロンドンは特殊ですかね。

井上　ヨーロッパ全体の中でも、ロンドンはかなり特殊だと思います。数を数える、大都市でいうと街区で分けて数を数えるというのは結構めずらしいような気はします。中世から近世にかけて、とくにドイツ語圏の都市では街区で分けるところもふえてはいるものの、その一方で、人のつながりで共同体ができていて、いわゆるツンフトとかギルドと呼ばれる集団で共同体の中が分かれていることも多いので、都市当局の政策指示や通達がそういう職能集団みたいな中間団体を通じて広まっていきます。そのため、地理的に把握できるかどうかというのはまた別の問題が生じる場合もあると思います。地理的にここでどれくらい死んだのかという話なのか、それとも人のつながりの中で情報が伝わっていって、この仲間内でどれくらい死んだのかという話なのかになると、後者の場合は空間的な分析というのは難しくなります。この違いがもしかするとあるかもしれないです。

支配当局による施策の実効力 —— 各国の事情

仮屋園　都市当局のさまざまな政策が出てきますが、それは職能集団を通じてということでしたが、素直にいくものなのでしょうか。どの時代でも、支配する側が出してくる政策に、ちょうどいま、コロナに対してもいろいろなリアクションがあるように、当時の人たちはそれをどんなふうに受け止めたのか、素直に従ったのか、あるいは何らかの抵抗というような動きはあったんでしょうか。

井上　非常に重要な点だと思いますけれど、おそらく現代的な感覚からすると都市当局など、お上が何か命令を発した場合、それを実行する能力がともなわれていると考えるのが当然のように思われます。しかし、問題は中世や近世のような都市で、当局が実行力をもっていたのかどうかという話です。ケルンみたいな都市ですと十五世紀でおよそ四万から五万人くらいの人口が推計されているのですが、これに対して取り締まる役人はおそらく一〇〇人もいなかったでしょうから、たとえば街路に家畜を放し飼いにしてはいけないというようなことを取り締まろうとしても、実際にはほぼ機能しなかったでしょう。したがって、命令に対して反発するかどうかということ以前に、当局は名目上こういう指示は出していたけれども、それをどこまで取り締まっているのか、実際に実効性があったのかというのはまた別の話になります。当時の政策は規範的なものとして記録には残っていますが、それが実際

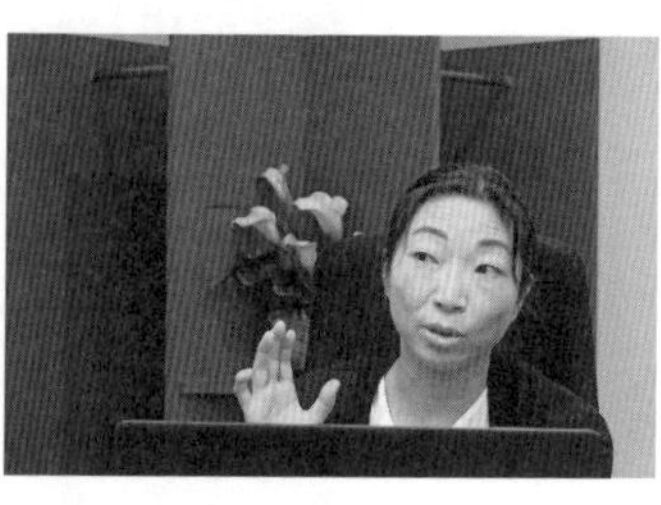

福士先生

にどこまで効果を発揮したのかというのはわかりません。

それからもう一つ、一三四八年のピストイアの例を出しましたが、あれは実は罰金を払ったり、あるいは身分によっては規制の対象にならないという規定が含まれておりまして、実際には中世後期によく出ている、身分格差を固定するための奢侈《しゃし》条例、ぜいたく禁止令みたいなものの一環で出ている可能性もあります。その側面を考慮すれば、当局が命令したからといって都市の住民全員にその強制力が働くわけでもないことになりますし、抜け道はたくさんあったと思います。

永島 先ほど福士先生から天然痘の撲滅でワクチンのお話がありましたが、牛痘患者の病変部分を利用してワクチン(種痘)を開発したのはイギリス人のエドワード・ジェンナーです。実は十九世紀のイギリスでは種痘は、たとえばドイツなどと比べるとあまりきちんとおこなわれていません。それはなぜかというと、国家が人体にウシ由来の病毒を接種するのかということで非常に強い抵抗運動があり(三章一二一頁イラスト参照)、そういう面ではドイツのほうが上からの施策は通りやすかったというのはあるのかとも思います。イギリスでは、幼児期の接種が義務化されるのが十九世紀半ばになってからで、それでも抵抗運動が強くて、実質的にどれだけ接種できていたかどうかわかりません。

まさに仮屋園先生がおっしゃるような、当局側が「公益」を名目におこなう施策と個人の考えとの葛藤というのは、そういう場面でも出てきます。

二十世紀に入って信頼性が増し、ワクチンが普及して、天然痘は一応なくなったことになっていますけれども、現在でも他のさまざまな病気についてワクチンを普及させるということが国際協力上の課題になっている。しかしワクチンをめぐっては葛藤の歴史があったのだということは踏まえておくべきことかもしれません。

石井 福士先生のご専門の中国も、地域社会の郷紳階級などが担っていたことを国家が代わって主導しなければならないという葛藤や軋轢があったのか、どのようにとらえていらっしゃるでしょうか。

福士 たとえば疫病が流行した時に、患者の収容場所をつくって治療できる医者を連れてきて対処するという活動を、官方が主導しておこなったということが古い時代には比較的確認できるといわれています。

明代中期以降はそれが地域社会の社会事業などの中心になっていく、いわゆる郷紳層とか、彼らが中心になってつくった善会《ぜんかい》・善堂《ぜんどう》などの慈善組織がしだいに中心的に担っていきます。疫病への対応という領域において、そうした民間団体が担っていた事業と官側の事業とが対抗的な関係だったかといわれると、おそらくそうでもなかったのではないかと思います。補完的であって、対抗的なものではなかったのではないかと思います。逆に民間で担われていたものを政府が管理するとなったときにも大きな軋轢のようなものがあったという事例

善会・善堂

明清期、広範に存在していた慈善組織。善会は個人が自発的に参加し、「善」と考える事項を共同でおこなうための結社。善堂は、そのための施設。孤児や貧困者の救済、災害救済などの福祉事業をおこなった。

は、いまのところ私は確認できていません。

仮屋園　そうすると明の話でしたけれども、清の時代というのは同じような形になりますか。

福士　官僚組織というのはやはり小さいわけで、一方で地域社会というのは人口の拡大にみられるようにどんどん肥大化していくわけです。そうすると官側が担えるものというのは限られてきます。では誰が担うのかといったときに地域の有力者や彼らを中心とした民間団体だという、そういう説明は割とすっきりはします。

仮屋園　「官」の側はそこに介入しようというふうにはしないわけですか。

福士　どうでしょうか。たとえば清末期、公衆衛生、疫病対策の分野で、民間でおこなわれていることがよくないので中国の官側が出てくるということは、私はあまり史料上でみたことがないのです。

永島　西洋と少し違うところかもしれませんね。

福士　近代期の中国の租界や植民地の西洋人には、中国側で政府や国家、官側ではない民間の人たちの感染症対策が頼りなくみえたように思えます。ただ、実際問題、たとえば統計の問題とか、何人、どれくらいの被害があるのか、どの地域であるのかといったことを系統的に把握するのは、民間がやる限り限度があるという問題もありますから、西洋側からすると、そこに対する不満もあっただろうと思います。

永島　近世の西洋ではペストみたいな致死率の高い壊滅的な疫病が統計の収集などを含む公衆衛生思想の進展をうながした面がありました。同時代の東アジアではペスト襲来の危機感が西洋ほど強くなかったとすれば、それゆえに「官」の介入が前面に出なかった可能性もありえますが、よくわからないところも多く、もっといろいろな要因を考えなくてはならないかも知れません。

仮屋園　そうすると清から次の中華民国になっていくところで西洋的な価値観が入ってきて、またそれも変わってくるんですか。

福士　そうですね、官側が比較的主導していく方向へ向かっていきます。ただ、たとえば清末頃には慈善組織としての病院みたいなものも都市には多くありました。そうした病院は疫病の流行時には患者の隔離なり、治療なり、衛生宣伝なりをしていたわけですが、そうした機能が、衛生事業・防疫事業が行政化・制度化された後、すぐに失われたわけではありません。北京政府期には、従来、民間で疫病対策を担っていた組織が、引き続き防疫活動しているという事例もみられます。南京国民政府期になると、そうした病院を市立病院として接収したり、あるいは病院や医療機関の登記を通して、上から感染症流行時にはこういうことをしろというふうにコントロールする傾向は強くなっていったように

南京国民政府

国民革命軍の総司令として1926年に北伐を開始した蔣介石が、翌27年4月に上海で反共クーデターを断行したのち、南京に樹立した政府。南京政府は列国の承認を受け、正式な中華民国政府となった。

見えます。

石井　国家の力に公衆衛生事業が付随していくということになるのでしょうか。

福士　そうですね。ですが、全国的に国家が主導する衛生行政・衛生組織が一律に普及したわけでもないので、地域によって防疫事業や衛生事業の担い手のあり方は一様ではなかったのではないかとも考えられます。

新型コロナウイルスのパンデミックは歴史にどうつづられるか

石井　最後に、現在拡大している新型コロナウイルスの歴史的な位置づけというか、将来どのような形でいまのパンデミックが歴史学で書かれるようになるのかということを含めて、歴史学がはたせる役割についてお考えがありましたら、お聞かせください。

福士　過去の事例を掘り起こしていくということ、それは時には推論的にならざるを得ない場合もありますが、提示していくことというのは、現在や未来を考える際の、ある種の土台とかヒントにはなりうるのではないかとは思います。

たとえば今回のパンデミックも、いずれは歴史として書かれていくわけです。それがどのように書かれていくのかは現段階ではわかりませんが、今回のパンデミックに対する制度や政策であったり、マスメディアの報道であったり、あるいは誰かのブログであったり、そういったものも史料になっていくわけです。そういうものを意識的にちょっと整理していくというようなことはできるかもしれません。

永島　そうですね。何か直接的な教訓を求めるというよりも、考える糸口をえるということでしょうか。やっぱり時代が違えば、状況も違うわけだから、直接的な教訓がえられるとは限らない。でも今日、ご質問もいただいた感染症当局の対策に対する人々の反応、いい方を変えれば、当局側の主張する「公益」と、それから人々のそれぞれの個人領域における事情との関係について、どう折り合いをつけていけばよいのかを考える上では、確かに福士先生がおっしゃるように、歴史を振り返ることが現代を考えるヒントになるのではないかと強く思います。

井上　ドイツの医学史家も、直接的な教訓ではなくて、認識や洞察のための材料をえることが重要だといっています。また、私自身はふだんは中世や近世の医療をテーマにしていますので、いまからみると本当にあやしげで迷信じみたことをやっていたのだという話になるのですが、当時の人々からするとそれは真剣にやっていたところもあるわ

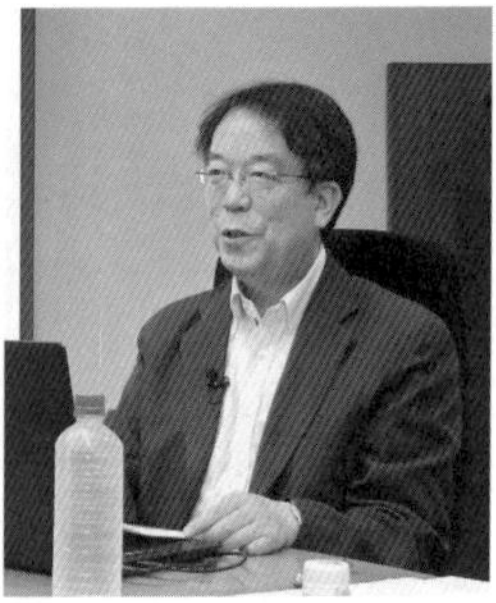
永島先生

けです。
どうも医学や公衆衛生の歴史を考えるときには、発展の歴史とか進歩の歴史みたいにとらえがちになりますが、そうすると間違ったことをしてはいけないのではないかというような圧力をどこかで感じるようなところが出てきます。しかし、いま、私たちが選択していることが、必ずしも全部が全部正解であるとは限らないわけですし、過去をみても、試行錯誤の中で、結果として、医学的に正しくなくても効果があるというようなこともありますので、そういう試行錯誤を許容できるような、そういう心構えを歴史の中から見出すことはできるのではないかと思います。現代からみれば、本当に変にしかみえないことばかりしている人たちの歴史をみると、いまの私たちも決して完全に理性的な人間ではないのだということを、改めて感じることができるのではないでしょうか。

石井　歴史学だけではなく、医学、生理学を含めて垣根がない話題だと思いますが、三人の先生方のご専門の立場からお話をいただき、本当にありがとうございました。
では座談会はこれで終わりにしたいと思います。今日はどうもありがとうございました。

山井 教雄 やまのい のりお
イラストレーター。P.7、11、13、29、49、93のイラスト
主要著書：『まんが　パレスチナ問題』(講談社現代新書、2005年)、『まんが　現代史』(講談社現代新書、2009年)

執筆者紹介(執筆順)

永島 剛 ながしま たけし

専修大学経済学部教授

主要著書:「感染症・検疫・国際社会」『構造化される世界　14～19世紀(岩波講座　世界歴史11巻)』(共著、岩波書店、2022年)、「都市における疾病流行への認識――ヴィクトリア時代ロンドンの場合」『都市史研究　8』(共著、山川出版社、2021年)、『衛生と近代――ペスト流行にみる東アジアの統治・医療・社会』(共編著、法政大学出版局、2017年)

井上 周平 いのうえ しゅうへい

立教大学・獨協大学・関東学院大学他非常勤講師

主要著書:「十四世紀ヨーロッパのペスト流行」千葉敏之編『1348年 気候不順と生存危機』(山川出版社、2023年)、「中・近世ヨーロッパのペスト流行」赤江雄一ほか編『感染る(生命の教養学14)』(慶應義塾大学出版会、2019年)、A・ベルナルト『金持ちは、なぜ高いところに住むのか――近代都市はエレベーターがつくった』(共訳、柏書房、2016年)

福士 由紀 ふくし ゆき

東京都立大学人文社会学部教授

主要著書:『近代上海と公衆衛生――防疫の都市社会史』(御茶の水書房、2010年)、『衛生と近代――ペスト流行にみる東アジアの統治・医療・社会』(共著、法政大学出版局、2017年)、『暮らしのなかの健康と疾病――東アジア医療社会史』(共編著、東京大学出版会、2022年)

石井 栄二 いしい えいじ

東京都立国立高等学校教諭

主要著書:『大学入学共通テスト世界史トレーニング問題集』(共著、山川出版社、2019年)、『大学入学共通テスト対応 30 テーマ世界史問題集』(共著、山川出版社、2021年)、『詳説世界史ノート』(共著、山川出版社、2023年)

仮屋園 巌 かりやぞの いわお

東京都立国立高等学校教諭

主要著書:『大学入学共通テスト世界史トレーニング問題集』(共著、山川出版社、2019年)、『大学入学共通テスト対応 30 テーマ世界史問題集』(共著、山川出版社、2021年)、『世界史探究　高校世界史』(共著、山川出版社、2023年)

山川YouTubeチャンネル
QRコード

☜ いまを知る・現代を考える
山川歴史講座の講演は、山川 YouTube
チャンネルでごらんいただけます。

いまを知《し》る、現代《げんだい》を考《かんが》える　山川歴史講座《やまかわれきしこうざ》

公衆衛生《こうしゅうえいせい》と感染症《かんせんしょう》を
歴史的《れきしてき》に考《かんが》える

2023年12月10日　1版1刷　印刷
2023年12月20日　1版1刷　発行

編者――永島剛《ながしまたけし》・井上周平《いのうえしゅうへい》・福士由紀《ふくしゆき》

発行者――野澤武史

発行所――株式会社 山川出版社
〒101-0047　東京都千代田区内神田1-13-13
電話　03(3293)8131(営業)　8134(編集)
https://www.yamakawa.co.jp/

組版――株式会社 アイワード

印刷――株式会社 明祥

製本――株式会社 ブロケード

装幀――水戸部　功

ISBN978-4-634-44522-2

いまを知る・
現代を考える **山川歴史講座**

情報・通信・メディアの歴史を考える

好評配信中!

YouTubeチャンネル
QRコード

大学の研究者や高校の先生方とともに現代の諸課題を歴史的に考える講座の第3弾として「情報・通信・メディアの歴史を考える」の動画を配信いたします。

第一講演では、情報伝達手段としての通信技術の発展がいかに社会に影響を与え、いかに世界の歴史を動かしたかが語られます。第二講演では、実際に情報通信に関わった人間の労働というものに焦点を当てます。見えない労働というもののメリット・デメリットが描かれるとともに、情報通信技術というものが、どのような人間の労働のもとで成り立っていったかが描かれます。そして第三講演では、ほんの100年前に開発された「画像を送る」という技術が、国策的要請から重要視されたという歴史を見ていきます。私たちにとって、様々なことを速く知ることができるという情報通信の便利な側面の裏にはプロパガンダなどの負の側面があることを歴史は教えてくれます。

情報過多社会といっても良い現代社会で、どのように情報や通信技術と向き合っていくべきか、講演を通して考えていきましょう。

第1講演

石橋悠人先生 中央大学文学部教授

世界的な電信網の誕生と
時間・空間の変容

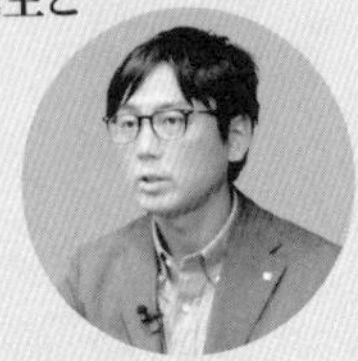

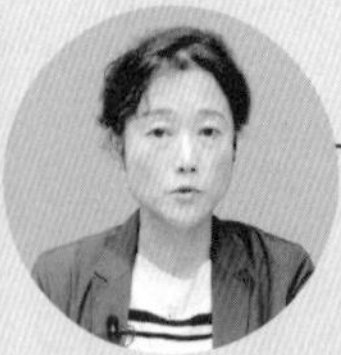

第2講演

石井香江先生

同志社大学グローバル地域文化学部准教授

情報通信技術と「見えない労働」の行方

職場から見る情報通信の近現代史

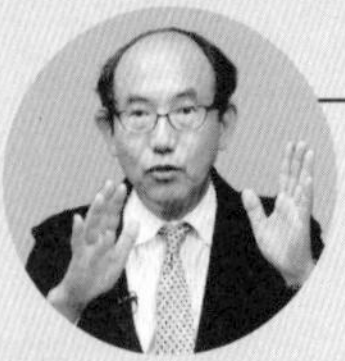

第3講演

貴志俊彦先生

京都大学東南アジア地域研究研究所教授

画像通信の実像と虚像

国際写真電送と新聞報道

座談会

ICTライブラリ会員特典動画

石橋悠人先生・石井香江先生・貴志俊彦先生

小豆畑和之先生(東京都立西高等学校教諭)・藤本和哉先生(筑波大学附属高等学校教諭)

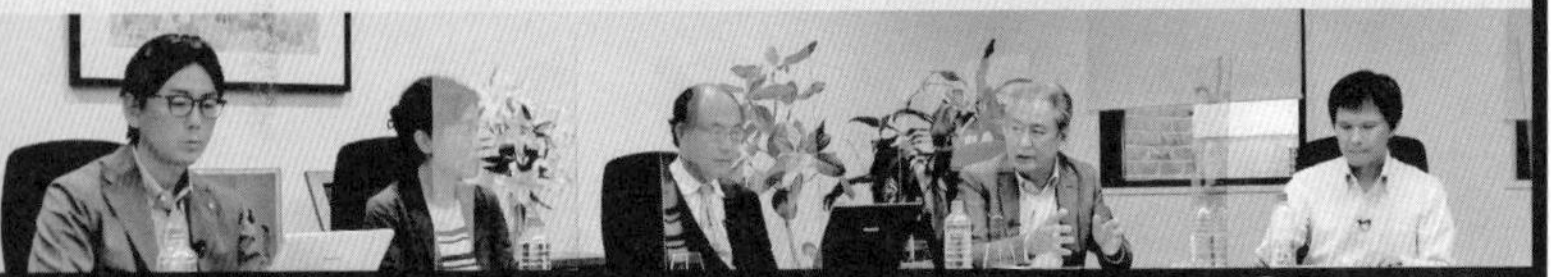

山川出版社